Hélène Villars
Marlène Salvy

Consultation de l'adolescent en médecine générale: seul ou accompagné?

Hélène Villars
Marlène Salvy

Consultation de l'adolescent en médecine générale: seul ou accompagné?

Données d'une étude transversale réalisée en Haute-Garonne en 2005

Presses Académiques Francophones

Impressum / Mentions légales
Bibliografische Information der Deutschen Nationalbibliothek: Die Deutsche Nationalbibliothek verzeichnet diese Publikation in der Deutschen Nationalbibliografie; detaillierte bibliografische Daten sind im Internet über http://dnb.d-nb.de abrufbar.
Alle in diesem Buch genannten Marken und Produktnamen unterliegen warenzeichen-, marken- oder patentrechtlichem Schutz bzw. sind Warenzeichen oder eingetragene Warenzeichen der jeweiligen Inhaber. Die Wiedergabe von Marken, Produktnamen, Gebrauchsnamen, Handelsnamen, Warenbezeichnungen u.s.w. in diesem Werk berechtigt auch ohne besondere Kennzeichnung nicht zu der Annahme, dass solche Namen im Sinne der Warenzeichen- und Markenschutzgesetzgebung als frei zu betrachten wären und daher von jedermann benutzt werden dürften.

Information bibliographique publiée par la Deutsche Nationalbibliothek: La Deutsche Nationalbibliothek inscrit cette publication à la Deutsche Nationalbibliografie; des données bibliographiques détaillées sont disponibles sur internet à l'adresse http://dnb.d-nb.de.
Toutes marques et noms de produits mentionnés dans ce livre demeurent sous la protection des marques, des marques déposées et des brevets, et sont des marques ou des marques déposées de leurs détenteurs respectifs. L'utilisation des marques, noms de produits, noms communs, noms commerciaux, descriptions de produits, etc, même sans qu'ils soient mentionnés de façon particulière dans ce livre ne signifie en aucune façon que ces noms peuvent être utilisés sans restriction à l'égard de la législation pour la protection des marques et des marques déposées et pourraient donc être utilisés par quiconque.

Coverbild / Photo de couverture: www.ingimage.com

Verlag / Editeur:
Presses Académiques Francophones
ist ein Imprint der / est une marque déposée de
OmniScriptum GmbH & Co. KG
Heinrich-Böcking-Str. 6-8, 66121 Saarbrücken, Deutschland / Allemagne
Email: info@presses-academiques.com

Herstellung: siehe letzte Seite /
Impression: voir la dernière page
ISBN: 978-3-8416-2807-7

Copyright / Droit d'auteur © 2014 OmniScriptum GmbH & Co. KG
Alle Rechte vorbehalten. / Tous droits réservés. Saarbrücken 2014

INTRODUCTION	5
PREMIERE PARTIE	7
L'adolescent en Médecine Générale	7
I Définitions	8
I.A Historique	8
I.B Adolescence	8
I.B.1 Une ou plusieurs définitions ?	8
I.B.2 Les définitions	8
II Aspects démographiques	10
II.A Présentation de la population adolescente âgée de 15 à 19 ans	10
II.A.1 En France	10
II.A.2 En Haute-Garonne	10
II.B Présentation de la démographie médicale de Haute-Garonne	10
III Aspect légal de la prise en charge de l'adolescent	11
III.A Le mineur et l'autorité parentale	11
III.B Information et consentement	12
III.C Secret médical	14
IV L'adolescent et sa santé	15
IV.A La consommation de soins par l'adolescent	15
IV.B Les attentes de l'adolescent	16
IV.B.1 Lieu de soin	
IV.B.2 Caractéristiques de la relation avec le médecin	16
IV.C L'adolescent et ses interlocuteurs	17
IV.D Quel médecin pour l'adolescent ?	17
IV.E Motifs de consultation	18
IV.F Risques propres à l'adolescence	19
V L'adolescent et le Médecin Généraliste	20
V.A La relation médecin-malade	20
V.A.1 La relation en présence du parent	21
V.A.2 La relation en l'absence du parent	22
V.B La confidentialité	22
V.C Les obstacles	
VI Intérêts de l'étude et objectifs	25
VI.A Intérêts de l'étude	25
VI.B Objectifs de l'étude	25
DEUXIEME PARTIE	26
Matériel et Méthode	26
I Type d'étude	27
II Population de l'étude	27
III Recueil des données	28
IV Analyse des données	29
TROISIEME PARTIE	30
Résultats	30
I. Partie descriptive	31
I.A Présentation des échantillons ayant répondu	31
I.A.1 Médecins	31
I.A.1.a. Sexe	31

I.A.1.b.	Âge		31
I.A.1.c.	Caractéristiques familiales		31
I.A.1.d.	Type d'exercice		32
I.A.1.e.	Proportion d'adolescents dans la clientèle		32
I.A.2	Adolescents		33
I.A.2.a.	Sexe		33
I.A.2.b.	Âge		33
I.A.2.c.	Proportion d'adolescents accompagnés ou sans accompagnant		33
I.B	Présentation des résultats de l'enquête auprès des médecins		34
I.B.1	Modalités de consultation		34
I.B.1.a.	Médecin de famille		34
I.B.1.b.	Personne à l'initiative de la consultation		35
I.B.2	Impact de la présence ou de l'absence d'accompagnant aux différents temps de la consultation.		35
I.B.3	Aspects spécifiques de la consultation de l'adolescent accompagné.		39
I.B.4	Aspect spécifique de la consultation de l'adolescent en l'absence d'accompagnant.		41
I.B.5	Eléments abordés au cours de la consultation		42
I.B.5.a.	Adéquation entre motif exprimé et motif réel.		42
I.B.5.b.	Motifs de consultation		43
I.B.5.c.	Éléments nouveaux concernant le patient.		44
I.B.5.d.	Prescription, conseil.		45
I.B.6	Qualité de l'écoute et des échanges		46
I.B.7	Prochaine consultation		47
I.B.8	Difficultés spécifiques dans le cadre de consultation d'adolescents		48
I.C	Présentation des résultats de l'enquête auprès des adolescents		49
I.C.1	Modalités de consultation		49
I.C.2	Impact de le présence ou de l'absence d'accompagnant aux différents temps de la consultation.		51
I.C.3	Aspects spécifiques de la consultation de l'adolescent accompagné.		55
I.C.4	Aspects spécifiques de la consultation de l'adolescent en l'absence d'accompagnant.		57
I.C.5	Eléments abordés au cours de la consultation		57
I.C.5.a.	Explication du motif principal ayant motivé la consultation		57
I.C.5.b.	Explication de tous les problèmes		57
I.C.5.c.	Motifs de consultation		58
I.C.6	Qualité de l'écoute et des échanges		59
I.C.7	Prochaine consultation		60
II.	Partie analytique		61
II.A	Influence des caractéristiques personnelles du médecin sur la consultation		61
II.A.1	Sexe		61
II.A.2	Caractéristiques familiales		61
II.A.3	Type d'exercice		62
II.A.4	Proportion d'adolescents dans la clientèle		62
II.B	Influence des caractéristiques de l'adolescent sur la consultation		63
II.B.1	Sexe		63
II.B.2	Prise de Rendez-vous		64

- II.C Motifs de consultation 65
  - II.C.1 Selon la présence ou l'absence d'accompagnant 65
  - II.C.2 Selon la personne à l'initiative de la consultation d'après le médecin 66
  - II.C.3 Selon la personne à l'initiative de la consultation d'après l'adolescent 66
  - II.C.4 Motifs de consultation multiples 67
- II.D Impact de la présence de l'accompagnant 68
  - II.D.1 Selon le médecin 68
    - II.D.1.a. Lors de cette consultation 68
    - II.D.1.b. Qualité d'écoute et des échanges 68
    - II.D.1.c. Eléments nouveaux concernant le patient 68
  - II.D.2 Selon l'adolescent 69
    - II.D.2.a. Lors de cette consultation 69
    - II.D.2.b. Qualité d'écoute et des échanges 69
    - II.D.2.c. Prochaine consultation 71
- II.E Perception des différents temps de la consultation 72
  - II.E.1 Selon le sexe de l'adolescent 72
    - II.E.1.a. Adolescents accompagnés 72
    - II.E.1.b. Adolescents seuls 74
  - II.E.2 Selon le sexe du médecin 75
    - II.E.2.a. Adolescents accompagnés 75
    - II.E.2.b. Adolescents seuls 76
- III Limite de l'étude et critique des résultats 77
  - III.A Méthodologie 77
  - III.B Non-retour 77
  - III.C Critique des résultats 78
- QUATRIEME PARTIE 79
- Discussion 79
  - I L'adolescent au cabinet du généraliste : seul ou accompagné? 80
    - I.A Comment consultent-ils ? 80
    - I.B Comment aimeraient-ils consulter ? 81
      - I.B.1 Ils aimeraient consulter seuls 81
      - I.B.2 Ils préfèrent consulter leur médecin de famille 82
      - I.B.3 Comment les médecins souhaitent-ils que les adolescents consultent ? 82
        - I.B.3.a. Ils ne souhaitent pas rencontrer les parents 83
        - I.B.3.b. Il est difficile de changer les modalités de consultation 84
  - II L'adolescent au cabinet du généraliste: la relation médecin-malade 85
    - II.A La relation médecin-malade selon le médecin 85
    - II.B La relation médecin-malade selon l'adolescent 86
      - II.B.1 Qualité du dialogue 86
      - II.B.2 Influence du sexe du médecin sur la consultation. 86
  - III Discussion autour des motifs de consultation évoqués par chacun 87
  - IV L'adolescent au cabinet du généraliste: la place de l'accompagnant. 88
    - IV.A Influence de l'accompagnant sur le dialogue 88
    - IV.B Influence de l'accompagnant sur les différents temps de la consultation 89
- CONCLUSION 90
- BIBLIOGRAPHIE 92
  - Bibliographie par ordre d'apparition dans le texte 93

Bibliographie par ordre alphabétique 99
Annexes 108
   Questionnaires 109
   Commentaires des médecins 115
   Textes juridiques 118

INTRODUCTION

L'adolescence est la période où l'on consulte le moins, mais où l'expression de la souffrance et de la maladie est particulièrement difficile à identifier.

La relation médecin-malade classiquement décrite comme un colloque singulier se conçoit, en ce qui concerne l'adolescent, sur le mode triangulaire, en intégrant la figure parentale.

La consultation du patient adolescent connu depuis son enfance, est caractéristique de la médecine de famille. L'omnipraticien doit trouver sa place en qualité de médecin de l'adolescent et non plus uniquement de ses parents. Le patient n'est plus tout à fait l'enfant accompagné de ses parents, mais il n'est pas encore l'adulte autonome dans la gestion de sa santé.

Nous avons, par ce travail, souhaité approcher la réalité de la consultation de l'adolescent en médecine générale en recueillant à la fois le point de vue des praticiens et celui de leurs jeunes patients.
Au moment l'on porte l'attention nécessaire à la période de l'adolescence par le biais du développement des maisons d'adolescents, nous avons trouvé intéressant d'interroger les médecins de famille, lesquels représentent l'accès privilégié de ces jeunes patients au système de santé.

PREMIERE PARTIE

L'adolescent en Médecine Générale

I Définitions

I.A Historique

Selon Alvin et Marcelli dans Médecine de l'adolescent[1] : le mot adolescence est apparu dans l'*Index Médicus* en 1904.
Il a fallu attendre 1918 pour que le premier programme médical concernant l'adolescent apparaisse dans *Archives of pediatrics*.

I.B Adolescence

I.B.1 Une ou plusieurs définitions ?

Il n'existe pas de définition unique au terme adolescence, notamment en ce qui concerne l'âge.
Il s'agit d'une période transitionnelle entre l'enfance et l'âge adulte.
Il ne s'agit en aucun cas de la juxtaposition de caractéristiques infantiles et adultes chez un même individu.[1]

I.B.2 Les définitions

Selon l'Organisation Mondiale de la Santé[2], l'adolescence se définit comme l'association de :

- la progression entre l'apparition de caractéristiques sexuelles secondaires (puberté) et la maturité sexuelle et génésique.

- le développement de mécanismes mentaux adultes et d'une identité d'adulte.
- la transition entre une entière dépendance socio-économique et une relative indépendance.

En d'autres termes, l'adolescence commence avec l'apparition d'une puberté physiologiquement normale et se termine lorsque l'identité et le comportement adultes sont acceptés.
Cette période de développement correspond approximativement à la période entre 10 et 19 ans[3].

Il faut reconnaître en l'adolescence une période de développement rapide où les interactions entre cadre familial, conditions d'existence, style de vie, comportements, santé physique et équilibre psychique sont denses et complexes[4].

Pour certains, il convient de distinguer une période de préadolescence qui désigne plutôt les sujets de moins de 15 ans indépendamment de leur degré de maturation pubertaire[5].

II Aspects démographiques

II.A Présentation de la population adolescente âgée de 15 à 19 ans

II.A.1 En France

Selon les données du recensement de la population réalisé par L'INSEE[6], on dénombre au premier janvier 2005, 3 910 389 sujets dont l'âge est compris entre 15 et 19 ans, soit 6,45% de la population française totale.
On recense dans cette tranche d'âge 1 984 762 garçons (50.75%) et 1 925 627 filles (49.25%).

II.A.2 En Haute-Garonne

On recense 64957 sujets dont l'âge est compris entre 15 et 19 ans, soit 7,4% de la population totale de Haute-Garonne[7].
Elle comprend 32746 garçons (50.4%) et 32211 filles (49.6%).

II.B Présentation de la démographie médicale de Haute-Garonne

Au premier janvier 2004 on dénombre 1916 médecins généralistes en activité dans le département de la Haute-Garonne dont 1169 hommes (soit 61%) et 747 femmes[8].

III Aspect légal de la prise en charge de l'adolescent

III.A Le mineur et l'autorité parentale

Dans le Code Civil[9] le mineur est « un incapable qui est assujetti à un système de protection juridique » via sa représentation par les titulaires de l'autorité parentale que sont ses parents.

En matière de santé, la décision de consentir aux soins médicaux revient donc aux titulaires de l'autorité parentale et non au mineur lui-même[10].

Cette autorité parentale décrite dans l'article 371-1 du Code Civil[9] est « *un ensemble de droits et de devoirs ayant pour finalité l'intérêt de l'enfant. Elle appartient aux père et mère jusqu'à la majorité ou l'émancipation de l'enfant pour le protéger dans sa sécurité, **sa santé** et sa moralité, pour assurer son éducation et permettre son développement, dans le respect dû à sa personne* ». Elle est exercée de façon identique par l'un ou l'autre des parents (article 372-2).

Comme le prévoit l'article 371-2 du Code Civil[9], « *chacun des parents contribue à l'entretien et à l'éducation des enfants (...). Cette obligation ne cesse pas de plein droit lorsque l'enfant est majeur.* »

La loi de Mars 2002 introduit dans notre droit de la santé la notion de personne de confiance. En ce qui concerne le mineur, la personne de confiance est légalement désignée ; il s'agit de l'un des titulaires de l'autorité parentale[11,12].

III.B Information et consentement

Le principe de l'inviolabilité du corps humain posé par l'article 16-3 du Code Civil[9] a pour corollaire le consentement.

Pour recueillir ce consentement « libre et éclairé » décrit dans l'article L1111-4 du Code de la Santé Publique[13], le médecin devra délivrer au patient une information claire, loyale et appropriée.

Lors de la transmission de l'information, le médecin devra s'adresser aux parents, mais aussi à l'enfant, ce qui n'était pas mentionné dans le Code de la Santé Publique jusqu'à mars 2002.

L'importance du dialogue entre le médecin et l'enfant est soulignée par l'article L1111-2 de la nouvelle partie législative (mars 2002) du Code de la Santé Publique[13] qui rappelle que : « *Toute personne a le droit d'être informée sur son état de santé (...) les droits des mineurs (...) sont exercés selon le cas par les titulaires de l'autorité parentale ou par le tuteur. Ceux-ci reçoivent l'information prévue par le présent article sous réserve des dispositions de l'article L1111-5. Les intéressés ont le droit de recevoir eux-mêmes une information et de participer à la prise de décision les concernant d'une manière adaptée à leur degré de maturité.* »

Le médecin devra donc chercher à obtenir le consentement de l'enfant chaque fois qu'il sera susceptible de discernement (article L1111-4 Code de la Santé Publique[13]).
L'article L1111-4 précise que « *Le consentement du mineur ou du majeur sous tutelle doit être systématiquement recherché s'il est apte à exprimer sa volonté et à participer à la décision. Dans le cas où le refus d'un traitement par la personne titulaire de l'autorité parentale ou par le tuteur risque d'entraîner des conséquences graves pour la santé du mineur ou du majeur sous tutelle, le médecin délivre les soins indispensables.* »

Jusqu'à mars 2002, tout acte médical sur un mineur, hors cas d'urgence, exige le consentement auprès de ses représentants légaux (parents ou tuteurs) à deux exceptions près : dans le cas d'une contraception ou d'une I.V.G. (article 16-3 du Code Civil).

Toutefois, depuis mars 2002, en vertu de l'article L1111-5 du Code de la Santé Publique : *« Par dérogation à l'article 371-2 du Code Civil, le médecin peut se dispenser d'obtenir le consentement du ou des titulaires de l'autorité parentale sur les décisions médicales à prendre lorsque le traitement ou l'intervention s'impose pour sauvegarder la santé d'une personne mineure, dans le cas où cette dernière s'oppose expressément à la consultation du ou des titulaires de l'autorité parentale afin de garder le secret sur son état de santé. Toutefois, le médecin doit dans un premier temps s'efforcer d'obtenir le consentement du mineur à cette consultation. Dans le cas où le mineur maintient son opposition, le médecin peut mettre en oeuvre le traitement ou l'intervention. Dans ce cas, le mineur se fait accompagner d'une personne majeure de son choix. »*

De plus, si le titulaire de l'autorité parentale refuse la délivrance des soins alors que l'absence de traitement entraînerait des conséquences graves sur la santé, le professionnel de santé ne sera pas tenu de respecter le refus et pourra passer outre le refus, sans voir engagée sa responsabilité civile ni pénale (article L1111-5 Code de la Santé Publique[13] et article 371-1 du Code Civil[9]).

III.C Secret médical

Le dossier médical est protégé par le secret professionnel. L'article 226-13 du Code Pénal[14] sanctionne la violation du secret médical.

De plus, les articles 4-72 et 4-73 du Code de Déontologie Médicale[15] précisent que les informations médicales sont protégées et que le médecin est garant de la confidentialité du dossier médical.

Depuis la loi du 4 Mars 2002, toute personne à la possibilité d'avoir accès à son dossier médical.
Les parents ont accès au dossier médical puisqu'ils doivent s'occuper de la santé du mineur[12].

Toutefois, il existe une dérogation. La personne mineure peut avoir accès elle-même à son dossier médical, si elle est accompagnée d'une personne majeure de son choix (article L1111-5 et L2212-7 du Code de la Santé Publique[13]).

De plus, l'article L1111-7 du Code de la Santé Publique[13] prévoit que, si le mineur le souhaite, l'accès au dossier par ses parents pourra avoir lieu par l'intermédiaire d'un médecin. Celui-ci devra faire la différence entre les informations qui pourront être divulguées aux parents et celles qui ne pourront pas l'être en raison de la volonté du mineur.

La loi française laisse une place relativement importante à l'appréciation du médecin, et donc à sa subjectivité.

Ainsi on voit que même si le mineur dépend de l'autorité parentale, garante de sa santé et de ses droits, la protection de sa vie privée et intime s'est vue renforcée par la loi du 4 mars 2002[12].

Le mineur est considéré juridiquement comme une personne à part entière pouvant prendre des décisions relatives à sa santé.

IV L'adolescent et sa santé

IV.A La consommation de soins par l'adolescent

L'adolescence est la période de la vie où la consommation de soins est la plus basse[16].
Selon l'enquête de Choquet et Ledoux en 1994, le nombre moyen de consultations pour un adolescent est de quatre par an. Les filles consultent plus que les garçons : 2,5 consultations par an pour les filles contre 2,1 pour les garçons[17,18,19].

Les adolescents les plus âgés sont ceux qui consultent le plus souvent[17].
Une étude auprès de plus de 9000 adolescents, réalisée en Suisse en 2000, montrait que 87% des filles et 75% des garçons ont consulté un médecin au cours de l'année. Cette étude mettait également en évidence l'augmentation de la demande de soins après 15 ans surtout chez les filles[20].

Des études anglaises et américaines se sont intéressées à l'accès aux soins par les adolescents et à leur perception de leur état de santé[21].
La majorité des jeunes interrogés déclarent être en bonne santé, être allés voir un médecin dans l'année et se disent « satisfaits » par leur dernière consultation[22].

De plus, presque 90% connaissent un lieu de soins primaires qui peut être un cabinet de médecine générale, un centre de santé ou un intervenant en médecine scolaire[21].

IV.B Les attentes de l'adolescent

IV.B.1 Lieu de soin

Plus de la moitié des adolescents dit connaître un lieu où recevoir des soins de façon confidentielle et seule une minorité dit ne pas savoir où recevoir un conseil ni de l'aide en matière de consommation d'alcool ou de drogue. 10% ne savent pas où s'adresser en cas de suspicion de grossesse, d'information sur le SIDA[21].

Certains auteurs ont souligné que la satisfaction des adolescents à l'égard du médecin est prédictive de leur intentionnalité de revenir à un rendez-vous[23]. L'observance des adolescents est influencée par leur satisfaction concernant aussi bien l'accueil, les soins, ou la communication dans la relation médicale.

IV.B.2 Caractéristiques de la relation avec le médecin

Des études canadiennes[24,25], anglaises[26,27,28], australienne[29], se sont intéressées aux souhaits des adolescents concernant la relation médecin-malade.
Elles soulignent l'importance pour ces jeunes patients d'être traités comme des adolescents et non pas comme des enfants ou des adultes.

Le côté amical voire informel de la relation de soin est important ainsi que le calme et la neutralité du médecin[25,27]. Pour certains jeunes patients la tenue vestimentaire a également de l'importance[27].

Les adolescents, en particulier de 13 à 18 ans, préféraient être appelés par leur prénom[1,30].

La notion de confidentialité et de confiance est également très présente dans les attentes des adolescents[28,31,32].
Les adolescents se disent plus à l'aise lorsque le médecin leur pose des questions sur des sujets non médicaux. Ils souhaitent qu'il leur explique bien les problèmes médicaux et soulignent l'importance du support écrit et des conseils par téléphone[24,28]. Ils désirent également que le médecin réponde à toutes leurs questions concernant la maladie et se déclarent souvent gênés lors de l'examen physique[22,28,33,34].

IV.C L'adolescent et ses interlocuteurs

Dans 2/3 des cas, les parents représentent le premier interlocuteur des adolescents lorsqu'ils ont des problèmes de santé, moins de 14% s'adressent d'emblée à leur médecin généraliste et moins de 10% à un camarade. 10% n'en parlent pas[17,35].

Le groupe de pair semble être préféré lorsqu'il s'agit de problèmes relationnels[36].

Toutefois, un peu moins de la moitié des adolescents disent pouvoir parler de tout avec leurs parents[17,37,38].

IV.D Quel médecin pour l'adolescent ?

On peut différencier 3 situations[1] :

- Soit le médecin généraliste est le médecin de famille qui suit l'enfant depuis longtemps. Dans cette situation, la difficulté sera de changer les modalités de consultation lorsque son patient devient adolescent puis adulte.
- Soit le médecin généraliste soigne déjà la famille, par exemple lorsqu'un enfant est suivi par le pédiatre jusqu'au début de l'adolescence. Se pose alors le problème de la confidentialité et le fait d'être éventuellement perçu par l'adolescent comme étant le « médecin des parents ».
- Soit le médecin ne connaît ni l'adolescent ni sa famille.

Le médecin généraliste est le praticien le plus consulté par l'adolescent, pour qui il représente un adulte de proximité accessible[4,18].
D'après l'enquête de Choquet et Ledoux, 3 adolescents sur 4 ont consulté un généraliste au moins une fois dans l'année[17].

2/3 des ados disent avoir un médecin personnel, surtout ceux qui vivent chez leurs parents[20].

Les jeunes filles se déclarent plus à l'aise lorsque le médecin est une femme[22,24].
Il semblerait, d'après une étude publiée dans le *Jama*, qu'il soit plus facile d'aborder des questions qualifiées de « délicates » lorsque le médecin est une femme, indépendamment du sexe du patient[31].

En Angleterre, une étude auprès de 345 adolescents leur demandant quel type de médecin ils souhaiteraient consulter a été réalisée. Plus de 85% des jeunes interrogés souhaitent un médecin spécialiste de l'adolescent[27].

IV.E Motifs de consultation

La médecine de l'adolescent se caractérise par une très forte intrication somato-psychique[39,40].
La consultation est presque toujours sous-tendue par les questions relatives aux transformations corporelles et à la recherche d'autonomie[1].

Alvin et Marcelli dans *Médecine de l'adolescent* soulignent qu'il faut aider l'adolescent à formuler la demande de soins si cela est nécessaire.
Ils décrivent deux situations particulières. D'une part lorsque le motif de la consultation n'est pas destiné à devenir un objet de soin, il s'agit alors souvent d'une préoccupation concernant l'image corporelle. D'autre part lorsque l'objet de soin initial bien que clairement exposé n'est qu'un prétexte, un « faux-ami »[1,20].

Dans tous les cas, il convient de ne pas négliger la plainte initiale et de légitimer plusieurs objets de soins[1].
C'est ce que l'adolescent annonce ou perçoit comme le plus important ou le plus urgent qui devrait être abordé en premier[41].

Que l'adolescent soit seul ou accompagné, il convient de toujours se demander de qui émane la plainte[42].
Parfois aucun motif de consultation n'est exprimé et l'adolescent déclare ne pas savoir pourquoi il est là[43].

Dans l'enquête de Narring et Michaud, il est plus fréquent que les filles expriment plusieurs motifs, et à l'opposé, que les garçons n'en avancent aucun[20]. Majoritairement un motif unique est évoqué[22,44].

Une étude québécoise concernant plus de 1500 adolescents s'est intéressée à comparer les sujets que l'adolescent désirait aborder en consultation et ceux qu'il avait pu évoquer. On note que sur 70% de patients souhaitant parler d'infections sexuellement transmissibles, seuls 18% l'ont fait, et sur 66 % ayant des interrogations relatives à la contraception, seuls 22% en ont parlé[45].

IV.F Risques propres à l'adolescence

Les enjeux de la santé des adolescents sont plus liés à leurs styles de vie qu'à une nosologie bien précise[29].
Il est évident qu'il y a un lien entre la morbi-mortalité de l'adolescent et ses conduites à risque[18].

L'adolescence est une phase de transition qui s'accompagne de changements rapides physiques et comportementaux. Le développement de l'adolescent inclut une part d'expérimentation, et les conduites à risque sont un moyen de découvrir ses propres limites.

Même s'ils consultent le plus souvent à l'occasion d'un problème médical aigu, les adolescents se sentent concernés par les conséquences potentielles de leurs comportements sur leur santé[18]. Ce sont essentiellement les conséquences directes et immédiates qui les intéressent, d'autant qu'ils les perçoivent par le biais d'expériences personnelles ou d'effets négatifs sur leurs pairs. En revanche ils se sentent peu concernés par les effets à long terme[18].

Il est important que le médecin éduque l'adolescent concernant les risques induits par ses comportements, plutôt que de vouloir supprimer les conduites à risques.
Le médecin doit aider l'adolescent à développer un esprit critique, ce qui le conduira à contrôler et à améliorer sa santé[18].

Les études concernant le désir des adolescents d'aborder des thèmes de prévention sont contradictoires. Certaines disent que les jeunes sont enthousiastes pour parler de thèmes de prévention avec leur médecin[46]. A l'opposé, d'autres montrent qu'ils ne souhaitent pas aborder ces thèmes avec leur médecin[18,32].

Les adolescents préfèrent que les thèmes de prévention soient évoqués au cours de consultation qui n'y sont pas dédiées, et que ce soit le médecin qui aborde en premier ces questions[18,46].

De plus, il semble que la durée de consultation est corrélée à la qualité de la communication médecin-adolescent et à la facilité pour l'adolescent d'aborder des sujets sensibles[44,47,48].

V	**L'adolescent et le Médecin Généraliste**

Les questions de santé à l'adolescence relèvent d'une approche fondamentalement généraliste[41,50].

L'adolescence est une période qui fournit une opportunité unique de promouvoir les comportements de soins et de favoriser les expériences positives qui seront la base des interactions futures avec le milieu médical[49]. La qualité de la relation de soin représente le modèle sur lequel l'adolescent peut s'appuyer pour apprendre ensuite à prendre soin de lui-même[39]. La manière dont le médecin répondra à la demande de soins de l'adolescent déterminera sa capacité a devenir un acteur actif de sa santé. La relation médecin-malade doit être envisagée sous ses différents aspects, c'est-à-dire en présence ou en l'absence du parent.

V.A La relation médecin-malade

V.A.1 La relation en présence du parent

Moins de la moitié des adolescents de 15 à 18 ans consultent seuls[51].
La présence comme l'absence de parent peut avoir une importance quand le fonctionnement familial interfère avec la maladie, ou lorsque la maladie a un retentissement familial[52]. Comme le souligne Marcelli, les parents ont une place indispensable qu'il ne faut pas méconnaître. Ils sont conviés dans l'espace de consultation et participent aux choix thérapeutiques concernant l'adolescent. Les parents sont les dépositaires de « l'histoire d'enfance »[39].

L'initiative d'un premier rendez-vous n'est souvent pas celle de l'adolescent, mais celle d'un tiers, en général un personne de l'entourage, le plus souvent la mère. Cette demande peut être en lien ou non avec la demande propre de l'adolescent[1]. La proposition faite à l'adolescent de le voir seul peut être vécue comme agressive par l'accompagnant, et inattendue ou stressante par l'adolescent[42].
Le temps de tête-à-tête avec l'adolescent semble néanmoins indispensable. La présence des parents induit trop souvent un faux discours chez l'adolescent, cependant que les parents y substituent leur propre discours[1].
De nombreux auteurs s'accordent à penser qu'il est nuisible de voir les parents seuls avant la consultation. Alvin et Marcelli[1] proposent par exemple de recevoir les parents et l'adolescent brièvement ensemble en début de consultation et d'aider l'adolescent à formuler la demande de soins si nécessaire.

Le rôle de l'accompagnant est étudié dans la littérature du point de vue du médecin. Il n'existe pas de données sur le point de vue de l'adolescent.
Dans une étude canadienne, pour le groupe des 0 à 20 ans, ce rôle est décrit comme positif par 95 % des médecins. L'accompagnant, apparaît comme le porte-parole du patient[53]. Ceci souligne l'importance de développer des alliances thérapeutiques. Certains auteurs américains suggèrent ainsi de développer cette alliance, en dehors de la présence de l'adolescent, en informant les parents des problèmes relatifs à la santé de leur enfant[54]. Tout l'enjeu de la consultation de l'adolescent est donc de favoriser son autonomie tout en respectant et en valorisant la place des parents.

V.A.2 La relation en l'absence du parent

La relation médecin-malade avec un adolescent est particulière à plusieurs égards. Comme nous l'avons évoqué, les modifications corporelles et la recherche d'autonomie, sans être clairement abordées, influencent la consultation avec un adolescent.

L'examen clinique de l'adolescent dépasse son rôle technique de recueil d'éléments sémiologiques et permet d'apaiser ses craintes quant à la normalité du corps, la croissance et la puberté. La demande explicite des adolescents est en majorité relative à des plaintes somatiques. Il faut percevoir la véritable demande et repérer la souffrance psychique[4].

L'avenir de l'histoire entre l'adolescent et le médecin se décide en fonction de l'image que l'adolescent projette sur la personne du médecin : image parentale, image sociale, image d'autorité, image normative[42].La consultation de l'adolescent est caractéristique de la médecine de famille et se construit à partir des consultations de l'enfance. C'est dans le jeune âge que s'élaborent nos représentations du médecin, de la maladie et de notre santé. Considérer l'enfant comme un patient à part entière, s'adresser à lui, susciter ses questions, l'inviter à s'intéresser à sa santé favorise sa capacité à être acteur de sa santé à l'adolescence [4]. Cela influencera également la qualité du dialogue avec le médecin à l'adolescence. L'anxiété des adolescents peut être levée par l'assurance de la confidentialité et une attitude ouverte, amicale et directe. Les frustrations des adolescents peuvent être dépassées en étant attentif, en prenant leur problème au sérieux et en leur donnant la propriété de leur problème.
L'adolescent pose plus que jamais la question de l'intimité, de la confidentialité et de la place accordée aux parents.

V.B La confidentialité

La confidentialité est un élément essentiel dans la relation médecin-malade. Elle est garantie par la notion de secret médical. Elle semble plus facile à assurer à un patient adulte plutôt qu'adolescent, du fait des barrières légales et économiques.

La confidentialité dans le soin aux adolescents peut être justifiée car elle permet d'accroître l'autonomie à l'approche de l'âge adulte[55]. Des auteurs britanniques soulignent que si l'adolescent consulte moins que l'adulte, cela est en partie dû à la crainte de la « non-confidentialité » des informations échangées[23,36].

De même, plusieurs études révèlent que l'assurance de la confidentialité accroîtrait le nombre de patients adolescents venant consulter[55,56,57]. Elles soulignent également que les médecins reçoivent une information plus complète quand la question de la confidentialité a été abordée[55,58].

Une étude britannique montre que la dépression est, selon les adolescents, le seul motif pour lequel la confidentialité peut être levée[27].
D'autres études notent que les médecins pensent que la confidentialité doit être assurée plus particulièrement quand l'adolescent est plus âgé et quand il aborde des questions relatives à la sexualité et à la drogue[56,59,60]. La confidentialité doit être au cœur de la relation de soins sans pour autant exclure les parents[61,62]. Les parents et les adolescents doivent être informés que le médecin travaille à améliorer la communication parents-adolescents, mais que la confidentialité des soins sera respectée à moins qu'elle ne soit dangereuse.Ainsi, certains auteurs français proposent de reprendre les conclusions en présence des parents tout en respectant la confidentialité souhaitée par l'adolescent[41].Le médecin se doit de conforter les parents, le plus souvent la mère, dans l'idée qu'ils poursuivent le même but : améliorer le bien-être de l'adolescent[63].

V.C Les obstacles

En premier lieu, la prise en charge d'un adolescent amené par un adulte est difficile, car le patient ne perçoit pas nécessairement le motif de consultation et ne sait pas ce qu'il attend du médecin, ni ce qu'il est prêt à recevoir. Le patient ne venant pas de son plein gré, il est facile d'imaginer l'opposition qui peut en découler.

Les adolescents sont souvent mal à l'aise pour aborder certaines questions comme la sexualité et la santé mentale. Parfois ils sont anxieux à l'idée de se rendre chez le médecin[49,64]. Le fait de percevoir un manque de confidentialité peut constituer une barrière pour l'accès aux soins primaires des patient adolescents[19,65,66].

Il peut exister des raisons matérielles pouvant expliquer la faible proportion de consultations d'adolescents dans la clientèle du médecin généraliste, notamment en milieu rural (problème de transport, mode de paiement)[67,68,69].L'un des obstacles à l'établissement d'une relation médecin–malade constructive avec un adolescent semble être la méconnaissance de certains éléments du système de soin. Ainsi, des auteurs britanniques soulignent que la majorité des adolescents croient qu'il faut atteindre l'âge de 16 ans pour consulter seuls[70].

La différence entre les représentations qu'ont les adolescents de leur santé et celle des médecins a souvent été relevée et constitue une barrière possible à la communication[51].Une étude britannique révèle que les médecins rencontrent des difficultés de compréhension avec les patients adolescents du fait de leur langage et de leur culture, mettant en avant que 81% des adolescents pensent que leur médecin traitant devrait en savoir plus sur leur groupe d'âge[35].
Il faudrait adapter la consultation au mode de communication parents-adolescents[71]. Pour certains auteurs, c'est probablement du côté de ce que les adolescents viennent réveiller en nous comme questions difficiles que se trouvent les obstacles au dialogue avec eux[72].
De plus, pour certains médecins, il existerait un défaut de formation spécifique à la prise en charge de l'adolescent[73].

VI   Intérêts de l'étude et objectifs

VI.A   Intérêts de l'étude

La santé des adolescents représente un enjeu majeur de Santé Publique, par la prévention des conduites à risque. La relation de soin représente le modèle sur lequel l'adolescent peut s'appuyer pour apprendre à prendre soin de lui-même et qui conditionnera ensuite son rapport à sa santé dans sa vie d'adulte.Le médecin généraliste a une place-clé dans cette relation aux soins, car il est le praticien le plus consulté par les adolescents et a un rôle important à jouer dans l'éducation à la santé, la prévention et le dépistage.Il existe peu de données dans la littérature sur les modalités de consultation des adolescents en France et sur l'influence de la présence d'un accompagnant.Nous n'avons retrouvé aucune étude comparant en miroir le vécu d'une même consultation par le médecin et l'adolescent, selon que ce dernier est seul ou accompagné.

VI.B   Objectifs de l'étude

Notre objectif principal par le biais de cette étude est d'estimer la prévalence d'adolescents qui se présentent seuls en consultation au cabinet du médecin généraliste.Nos objectifs secondaires sont doubles :

D'une part, d'étudier la relation médecin-malade dans ses différents aspects que sont :
- La perception de l'adolescent et de ses attentes par le médecin généraliste.
- La perception du médecin généraliste par l'adolescent.
- Les différents motifs de consultation.

D'autre part, de nous intéresser à la place de l'accompagnant dans la consultation :
- En comparant la perception, le vécu de l'adolescent et du praticien.
- En étudiant son influence aux différents temps de la consultation.

DEUXIEME PARTIE

Matériel et Méthode

I	Type d'étude

Il s'agit d'une étude transversale à visée descriptive réalisée sur un échantillon de médecins généralistes exerçant en Haute-Garonne et leurs patients âgés de 15 à 19 ans, pendant la période du 20 avril au 10 juin 2005.

Notre enquête a été réalisée par le biais de deux questionnaires adressés aux médecins généralistes, l'un s'adressant au praticien lui-même, l'autre à l'un de ses patients adolescents dont l'âge est compris dans la tranche précitée.

II	Population de l'étude

Notre échantillon est représenté par 800 médecins généralistes de Haute-Garonne recrutés à partir des fichiers de l'Union régionale des médecins libéraux et désignés par tirage au sort réalisé par sondage aléatoire simple, et 800 patients âgés de 15 à 19 ans recrutés par choix du premier patient de cet âge qui se présente en consultation seul ou accompagné.

Le calcul du nombre de sujets nécessaires a été réalisé en utilisant la formule habituelle pour les enquêtes transversales ($n=pq*[2Z\alpha/(ICsup-ICinf)]^2$ où $q=1-p$ et ICsup-Icinf est la précision de l'intervalle de confiance). Ce calcul a été effectué en fonction de l'objectif principal de l'étude : estimer la prévalence d'adolescents consultant seuls en médecine générale.

D'après les données de la littérature, on s'attend à obtenir une proportion d'adolescents consultant seuls de 30% à 50%[28,51,53,66]. Pour obtenir une précision de l'intervalle de confiance de ±10%, le nombre de sujets nécessaires est d'environ 400. D'autre part, la plupart des enquêtes de pratique réalisées à la Faculté de Médecine de Toulouse retrouvent un taux de réponse des médecins généralistes de l'ordre de 50 %.

Nous avons donc décidé d'adresser les questionnaires à 800 médecins.

III Recueil des données

Notre enquête a été réalisée par le biais de deux questionnaires adressés aux médecins généralistes, l'un s'adressant au praticien lui-même, l'autre à l'un de ses patients adolescents dont l'âge est compris dans la tranche précitée.
Les questionnaires comportent chacun 20 questions (Annexes) et sont construits de manière identique. Chaque questionnaire comporte 3 parties :

- une partie commune
- une partie « adolescent accompagné »
- une partie « adolescent seul »

La partie commune comprend 14 questions : en premier lieu, une partie des questions concernent :
- pour le médecin : l'âge, le sexe, le lieu d'exercice, le fait d'être ou non médecin de famille, le pourcentage d'adolescent dans la clientèle, le fait d'être parent d'adolescent.
- pour l'adolescent : l'âge, le sexe, le fait d'avoir déjà consulté seul et d'avoir pris rendez-vous.

Dans cette partie commune est posée la question du motif de consultation.
Les autres questions de cette partie commune s'intéressent à la perception du médecin par l'adolescent et de l'adolescent par le médecin.
Nous nous sommes en particulier intéressées à la qualité des échanges au travers de la notion d'écoute et de réponse aux attentes du patient concernant la consultation actuelle.
Enfin, sont abordés les souhaits de chacune des parties concernant les consultations futures.

La partie « adolescent accompagné » comprend 4 questions conçues pour étudier l'influence de l'accompagnant dans les différents temps de la consultation : interrogatoire, examen clinique et élaboration de la conduite à tenir. Elles s'intéressent également à la qualité du dialogue entre le médecin et l'adolescent.

La partie « adolescent seul » comprend 2 questions conçues de la même manière pour étudier l'influence de l'absence d'accompagnant dans les différents temps de la consultation.

Les questionnaires ont été remplis de façon anonyme. Nous avons toutefois proposé aux médecins et aux adolescents la possibilité de connaître les résultats globaux de notre enquête en laissant leurs coordonnées sur l'un des deux feuillets.

Les questionnaires ont été adressés par publipostage aux 800 médecins généralistes tirés au sort, l'un s'adressant au praticien lui-même, l'autre à l'un de ses patients âgés de 15 à 19 ans, avec une enveloppe retour commune ecopli. Il leur a été adjoint une notice explicative (Annexes).

Ces deux questionnaires ont été remplis de façon simultanée par le médecin et son patient à l'issue de la première consultation avec un adolescent âgé de 15 à 19 ans. Le recueil des données s'est déroulé sur deux mois. Les médecins généralistes ont été relancés une fois par téléphone.

Au total **72 médecins et 69 adolescents** ont répondu à notre enquête.

IV   Analyse des données

Les questionnaires ont été saisis à l'aide du logiciel Epiinfo.

L'analyse statistique des données comporte deux parties :

- Partie descriptive : mesure de la prévalence d'adolescents qui consultent seuls et calcul de l'intervalle de confiance à 95% avec la formule $p \pm Z\alpha/2\sqrt{(pq/n)}$, description des caractéristiques des médecins et des adolescents, du déroulement des consultations, des éléments de la relation médecin-patient.

- Partie analytique : les pourcentages seront comparés à l'aide des tests statistiques du chi2 ou du test exact de Fischer quand les effectifs sont inférieurs à 5[74].

TROISIEME PARTIE

Résultats

I. Partie descriptive

I.A Présentation des échantillons ayant répondu

I.A.1 Médecins

I.A.1.a. Sexe *(n=72)* *(Figure 1)*

Parmi les médecins ayant répondu, 2/3 sont des hommes.

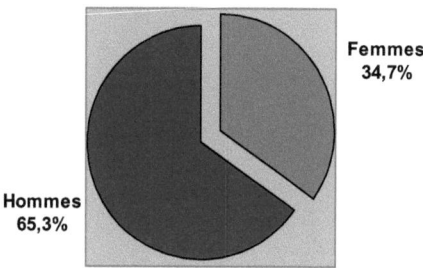

Figure 1 : Sexe des médecins

I.A.1.b. Âge *(n=57)*

L'âge moyen est de 48 ans (± 8,2).
Soit un âge compris entre 30 et 65 ans.

I.A.1.c. Caractéristiques familiales *(n=72)*

75% des médecins qui ont participé à l'étude sont ou ont été parents d'adolescents.

I.A.1.d. Type d'exercice *(n=72)* ***(figure 2)***

2/3 des médecins exercent en milieu urbain, moins d'un tiers en milieu semi-rural et moins de 3% en milieu rural.

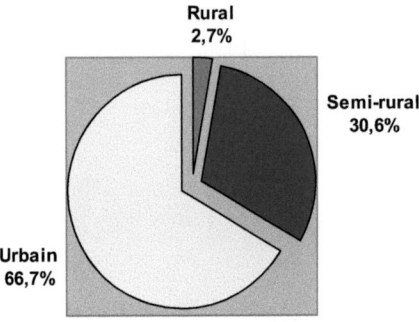

Figure 2 : Type d'exercice médical

I.A.1.e. Proportion d'adolescents dans la clientèle *(n=64)*

Les adolescents représentent en moyenne 15% (±8,6%) des patients vus en consultation. Soit une proportion d'adolescents dans la clientèle comprise entre 5 et 50%.

I.A.2 Adolescents

I.A.2.a. Sexe *(n=65)* *(Figure 3)*

Parmi les patients ayant accepté de participer à notre étude, 58% sont des filles.

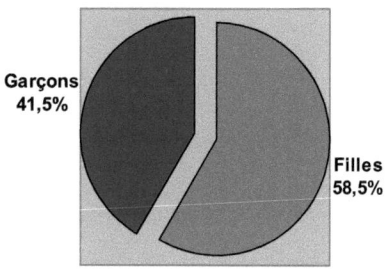

Figure 3 : Sexe des adolescents

I.A.2.b. Âge *(n=59)*
L'âge moyen des adolescents ayant répondu est de 16 ans (±1,2).

I.A.2.c. Proportion d'adolescents accompagnés ou sans accompagnant *(n=72)* *(figure 4)*

La majorité des adolescents étaient accompagnés, soit 58%.

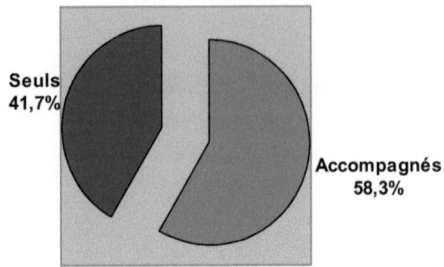

Figure 4 : Proportion d'adolescents accompagnés

I.B Présentation des résultats de l'enquête auprès des médecins

I.B.1 Modalités de consultation

    I.B.1.a. Médecin de famille *(n=70)* ***(Figure 5)***

Dans **93%** des consultations, le médecin était le **médecin de famille** du patient qui le consultait, dans 7% il s'agissait d'un praticien consulté pour la première fois ou occasionnellement.

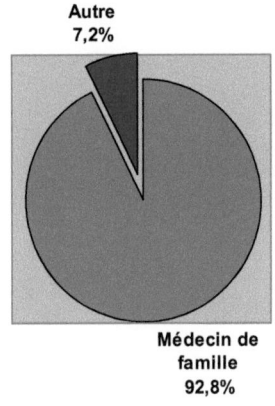

Figure 5 : Médecin de famille

I.B.1.b. Personne à l'initiative de la consultation *(n=71)* *(Figure 6)*

Selon les médecins, **48%** des consultations étaient **à l'initiative de l'adolescent** lui-même, 47% à l'initiative d'un ou des parents, et pour 4% des médecins à l'initiative conjointe du patient et de ses parents.

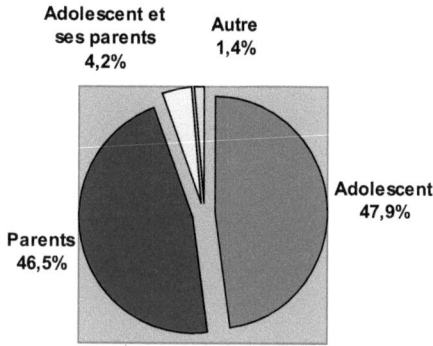

Figure 6 : Personne à l'initiative de la consultation d'après le médecin

I.B.2 Impact de la présence ou de l'absence d'accompagnant aux différents temps de la consultation.

Nous différencions cinq temps au cours de la consultation :

> L'interrogatoire *(Figure 7)*
> L'examen clinique *(Figure 8)*
> Un temps de réponse aux questions du patient *(Figure 9)*
> L'explication de la conduite à tenir *(Figure 10)*
> La possibilité d'aborder tous les thèmes souhaités par le praticien *(Figure 11)*

Pour interroger le patient lorsqu'il était accompagné, 73% des médecins ont été aidés par la présence de l'accompagnant et 12% ont été gênés.

Lorsque l'adolescent était seul, 96% des médecins ont perçu l'absence d'accompagnant comme une aide et aucun n'a été gêné. *(Figure 7)*

Lors de l'examen clinique lorsque le patient était accompagné, 53% des médecins ont été aidés par le présence de l'accompagnant et 22% ont été gênés.
Lorsque l'adolescent était seul, 95% des médecins ont perçu l'absence d'accompagnant comme une aide et aucun n'a été gêné. *(Figure 8)*

De même, **pour répondre aux questions du patient** lorsqu'il était accompagné, 57% des médecins ont été aidés par la présence de l'accompagnant et 22% ont été gênés.
Lorsque l'adolescent était seul, 96% des médecins ont perçu l'absence d'accompagnant comme une aide et aucun n'a été gêné. *(Figure 9)*

Pour **expliquer au patient la conduite à tenir** à l'issue de la consultation, lorsque l'adolescent était accompagné, 72% des médecins ont été aidés par la présence d'une tierce personne et 8% ont été gênés.
Lorsque l'adolescent était seul, 92% des médecins ont perçu l'absence d'accompagnant comme une aide et 3% ont été gênés. *(Figure 10)*

Pour **aborder tous les thèmes souhaités** au cours de la consultation, on remarque que 49% des médecins qui ont vu des adolescents accompagnés ont été aidés et 36% ont été gênés.
Lorsque l'adolescent était seul, 60% des médecins ont été aidés par l'absence d'accompagnant et 3% ont été gênés. *(Figure 11)*
Globalement, les médecins interrogés se sentent plutôt aidés par la présence d'accompagnant, en particulier pour interroger le patient *(Figure 7)* et pour lui expliquer la conduite à tenir *(Figure 10)*.
Les médecins se sentent aidés ou gênés par la présence de l'accompagnant en égale proportion pour aborder tous les thèmes souhaités avec l'adolescent *(Figure 11)*. Aucun des médecins ne se sent beaucoup gêné par la présence de l'accompagnant et une minorité d'entre eux se sentent beaucoup aidés par cette présence.

Lorsque l'adolescent est seul, les médecins se sentent globalement aidés, à tous les temps de la consultation, par l'absence d'accompagnant. Ils sont **majoritairement beaucoup aidés pour aborder tous les thèmes souhaités** au cours de la consultation. *(Figure 11)*. Aucun médecin ne se sent beaucoup gêné par l'absence de tiers.

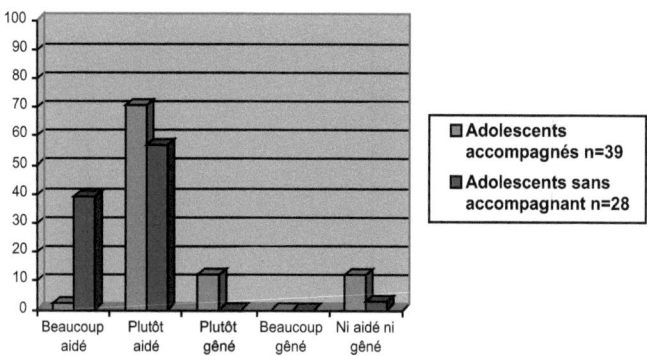

Figure 7 : Interrogatoire

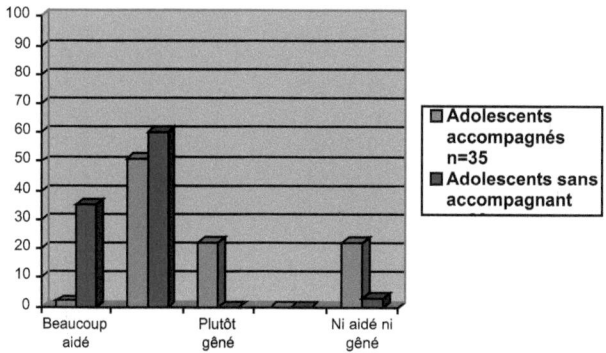

Figure 8 : Examen clinique

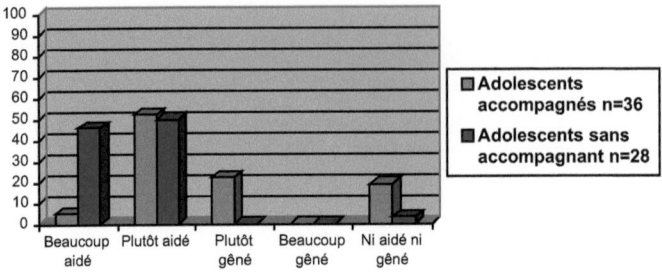

Figure 9 : Réponse aux questions du patient

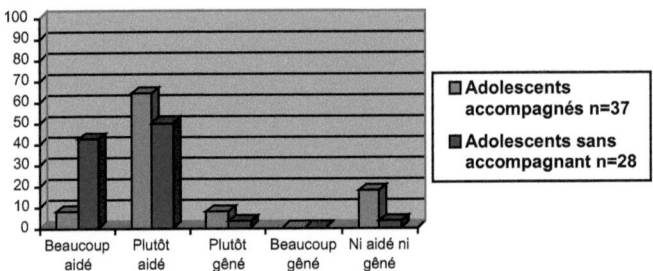

Figure 10 : Explication de la conduite à tenir

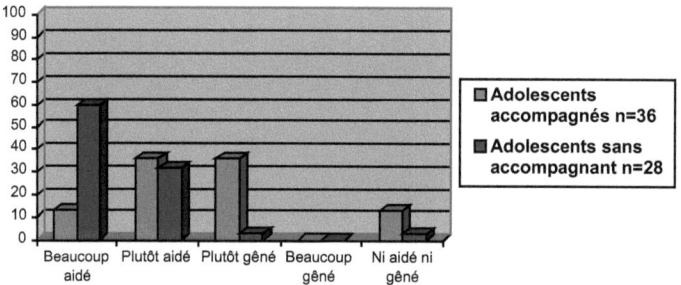

Figure 11 : Aborder tous les thèmes souhaités au cours de la consultation

I.B.3 Aspects spécifiques de la consultation de l'adolescent accompagné.

La majorité des adolescents étaient accompagnés, c'est le plus souvent l'accompagnant qui a énoncé le motif principal de consultation *(Figure 12)*. Toutefois, le médecin a plutôt eu l'impression de s'adresser à l'adolescent au cours de la consultation *(Figure 13)*.

Une minorité de médecins a fait sortir l'accompagnant au cours de la consultation *(Figure 14)*.

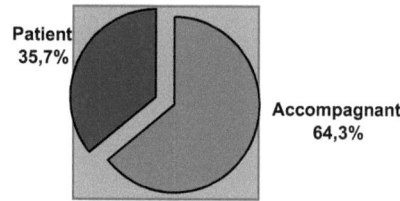

Figure 12 : Explication du motif principal de consultation (n=42)

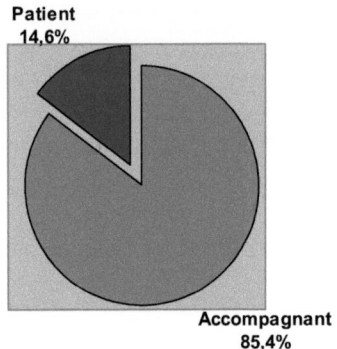

Figure 13 : Principal interlocuteur du médecin (n=41)

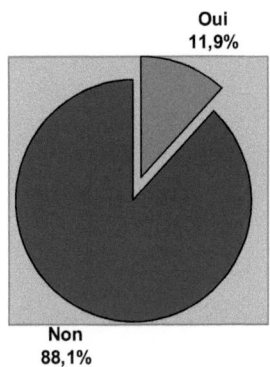

Figure 14 : Consultation en partie sans accompagnant (n=42)

I.B.4 Aspect spécifique de la consultation de l'adolescent en l'absence d'accompagnant.

42 % [30,6-50,4] (n=30) des adolescents sont venus consulter seuls. Les médecins qui les ont vu ne souhaitaient pas rencontrer leurs parents.

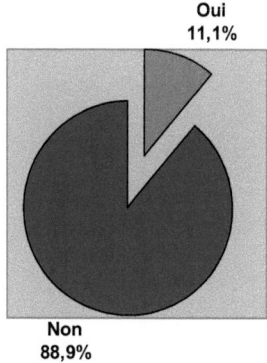

Figure 15 : Souhait du médecin de rencontrer les parents (n=27)

I.B.5 Eléments abordés au cours de la consultation

I.B.5.a. Adéquation entre motif exprimé et motif réel. *(n=58)*
(Figure 16)

Presque 10% des médecins pensent que le motif exprimé par l'adolescent n'était pas le motif réel.

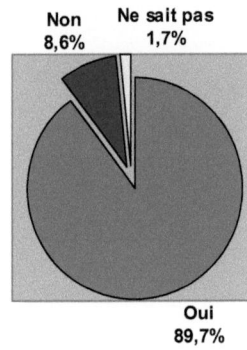

Figure 16 : Adéquation entre motif exprimé et motif réel

I.B.5.b. Motifs de consultation *(n=72)* ***(Figure 17)***

Plus de la moitié des adolescents de l'étude a consulté pour un problème organique aigu ou sub-aigu, 11 pour des difficultés psychologiques (familiales, relationnelles, scolaires ou stress).
6 consultations ont concerné des questions relatives à la sexualité ou à la contraception et 4 des problématiques relatives à la consommation de toxiques et aux conduites addictives.

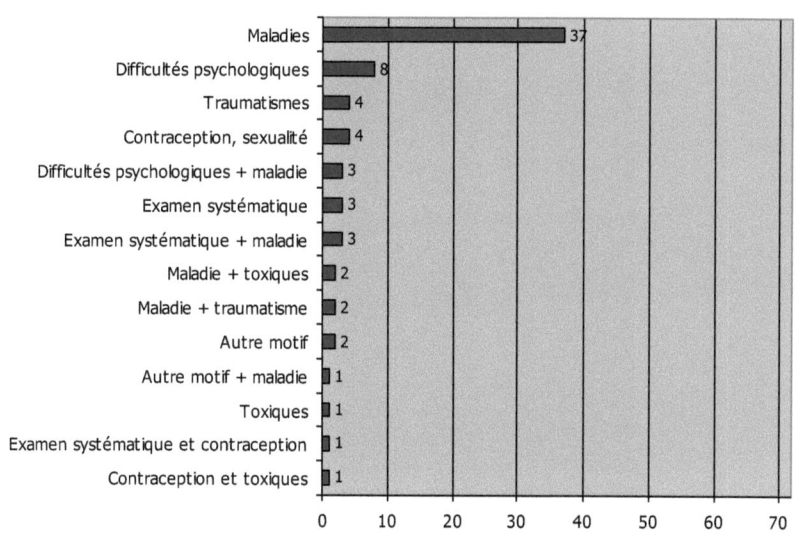

Figure 17 : Motifs de consultation selon le médecin

I.B.5.c.   Éléments nouveaux concernant le patient. *(n=70)*
(Figure 18)

La majorité des médecins n'ont rien appris de nouveau sur leur patient au cours de la consultation.

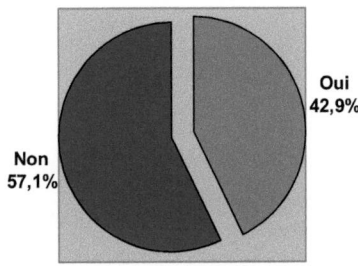

Figure 18 : Eléments nouveaux concernant le patient

I.B.5.d. Prescription, conseil *(n=69)* ***(Figure 19)***

La majorité des prescriptions sont en rapport avec le motif principal évoqué lors de la consultation. Presque un tiers sont liées au motif principal et à un autre thème abordé pendant la consultation.

Trois prescriptions sont en rapport avec un thème que l'adolescent semble n'avoir pas pu évoquer pendant la consultation.

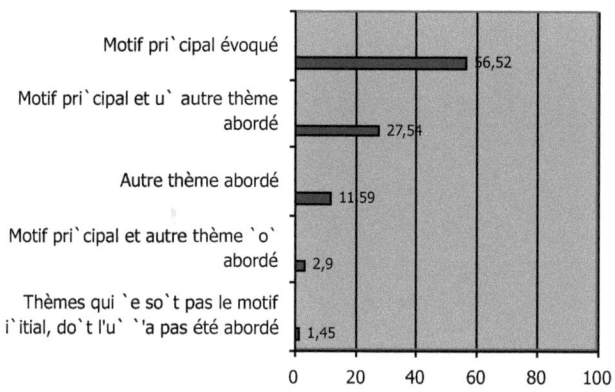

Figure 19 : Prescription, conseil

I.B.6 Qualité de l'écoute et des échanges

Une grande majorité de médecins pensent que l'adolescent était à l'écoute de leurs propos *(Figure 20)* et qu'ils ont répondu aux attentes des patients *(Figure 21)*.

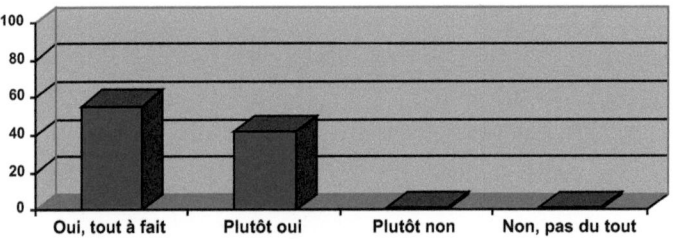

Figure 20 : Qualité de l'écoute de l'adolescent (n=72)

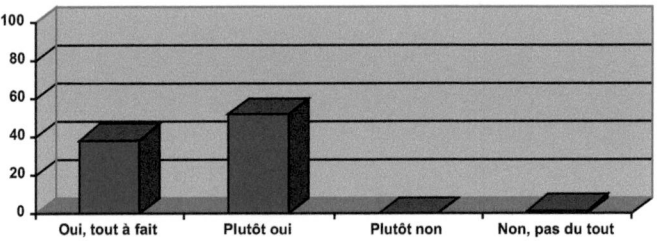

Figure 21 : Qualité de la réponse aux attentes de l'adolescent (n=72)

I.B.7 Prochaine consultation (n=71) *(Figure 22)*

Une égale proportion de médecins souhaiteraient que l'adolescent vienne seul à sa prochaine consultation ou n'a pas de préférence.
Moins de 10% des médecins souhaitent que l'adolescent soit accompagné d'un de ses parents.
Aucun médecin ne souhaite qu'il soit accompagné par un tiers autre que ses parents.

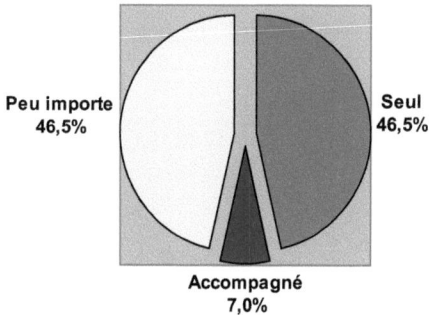

Figure 22 : Souhait des médecins concernant la prochaine consultation

I.B.8 <u>Difficultés spécifiques dans le cadre de consultation d'adolescents</u>
(Figure 23)

Près de la moitié des médecins de l'étude rencontrent des difficultés spécifiques lors de consultations d'adolescents (43% [31,5-54,5], 71 réponses au total).

Les problèmes de communication avec l'adolescent sont le plus souvent évoqués puis viennent la présence des parents et les problèmes liés à la confidentialité. Le plus souvent l'adolescent a peur que le médecin parle de la consultation à ses parents.

Les autres difficultés rapportées sont l'absence des parents, les problèmes psychiatriques, la pudeur de l'adolescent vis-à-vis de l'examen clinique.
Deux médecins ont été confrontés aux problèmes familiaux du patient et un des deux suggère que les difficultés rencontrées dépendent de la relation parent-adolescent.

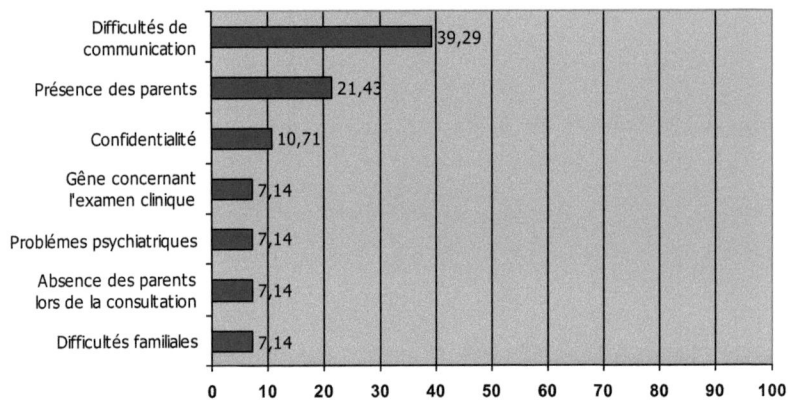

Figure 23 : Difficultés rencontrées par les médecins

I.C Présentation des résultats de l'enquête auprès des adolescents

I.C.1 Modalités de consultation

La majorité des adolescents ont déjà consulté le médecin qui leur a remis le questionnaire *(Figure 24)*, parmi eux plus de la moitié sont déjà venus seuls (soit 61%, n=40).

La majorité des adolescents ont choisi eux-mêmes de consulter un médecin, plus d'un tiers des consultations ont été demandées par un des parents, 10% ont souhaité consulter en accord avec leurs parents, et un adolescent a consulté à la demande d'une amie *(Figure 25)*.

La plupart des adolescents souhaitaient venir seuls, alors qu'un tiers n'avaient pas de préférence *(Figure 26)*.

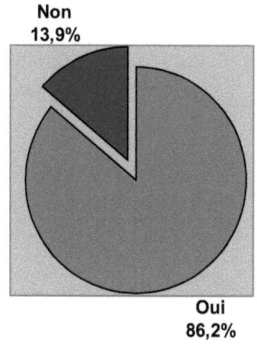

Figure 24 : Médecin déjà consulté auparavant (n=65)

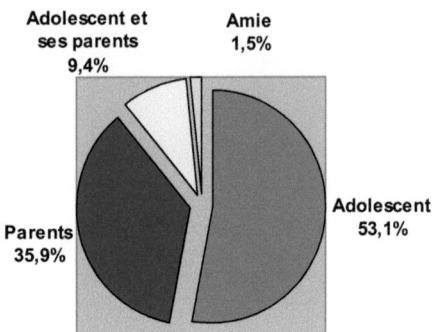

Figure 25 : **Initiative de la consultation (n=64)**

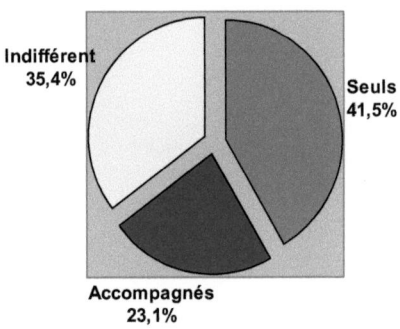

Figure 26 : **Modalités souhaitées pour la consultation (n=65)**

I.C.2 Impact de le présence ou de l'absence d'accompagnant aux différents temps de la consultation.

Les adolescents qui viennent seuls se sentent aidés par l'absence d'accompagnant, trois d'entre eux (10%) se sont sentis plutôt gênés par cette absence pour comprendre le médecin.

Pour **interroger le médecin** lorsqu'ils sont accompagnés, 68% des adolescents sont aidés par la présence de l'accompagnant et 21% sont gênés.En l'absence d'accompagnant, 92% des adolescent sont aidés et 6% sont gênés. *(Figure 27)*

Pour **répondre aux questions** du médecin lorsqu'ils sont accompagnés, 61% des adolescents sont aidés par la présence de l'accompagnant et 21% sont gênés.En l'absence d'accompagnant 89% des adolescent ont été aidés et 10% ont été gênés. *(Figure 28)*

Lors de **l'examen clinique** lorsqu'ils sont accompagnés, 52% des adolescents sont aidés par la présence de l'accompagnant et 30% sont gênés.En l'absence d'accompagnant, 93% des adolescent sont aidés et 6% sont gênés. *(Figure 29)*

Pour **comprendre la conduite à tenir** lorsqu'ils sont accompagnés, 76% des adolescents sont aidés par la présence de l'accompagnant et 6% sont gênés.En l'absence d'accompagnant 89% des adolescent sont aidés et 10% sont gênés. *(Figure 30)*

Pour **aborder tous les thèmes souhaités** au cours de la consultation, on remarque que seuls 32% des adolescents qui sont accompagnés sont aidés et 54% sont gênés. Lorsqu'ils sont seuls, 93% des adolescents sont aidés par l'absence d'accompagnant et 7% sont gênés. *(Figure 31)*

Globalement, les adolescents interrogés se sentent plutôt aidés par la présence d'accompagnant pour interroger le médecin *(Figure 27)*, pour répondre à ses questions *(Figure 28)* ou pour comprendre la conduite à tenir à l'issue de la consultation. *(Figure 30)*

Les adolescents se sentent plutôt gênés par la présence d'accompagnant pour aborder tous les thèmes qu'ils souhaitent au cours de la consultation *(Figure 31)*, et un tiers sont gênés lors de l'examen clinique. *(Figure 29)*

Lorsque les adolescents sont seuls, ils se sentent globalement aidés par l'absence d'accompagnant à tous les temps de la consultation, et pour près de 40% ils sont beaucoup aidés.

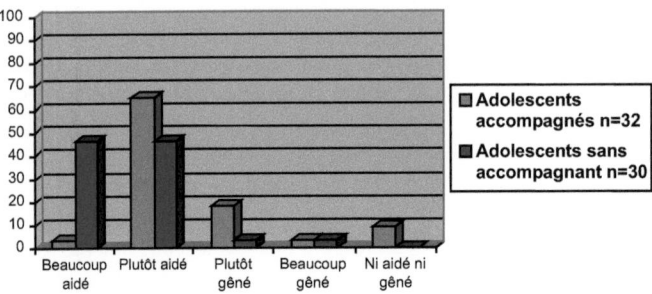

Figure 27 : Interroger le médecin

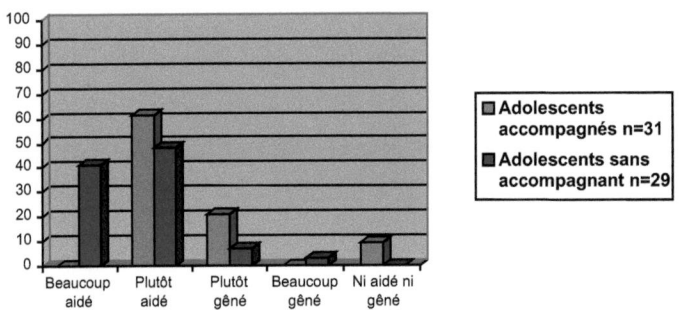

Figure 28 : Répondre aux questions du médecin

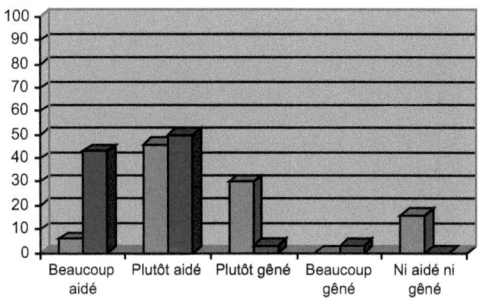

Figure 29 : Examen clinique

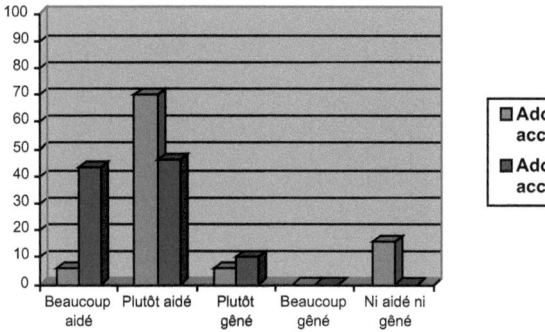

Figure 30 : Compréhension de la conduite à tenir

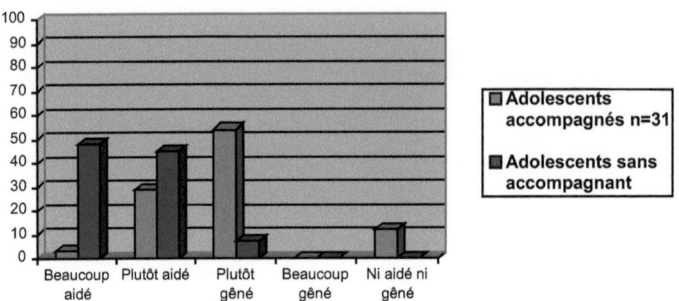

Figure 31 : Aborder tous les thèmes souhaités au cours de la consultation

I.C.3 Aspects spécifiques de la consultation de l'adolescent accompagné.

Les adolescents sont le plus souvent accompagnés par leur père ou leur mère.
Dans notre étude, seul 1 patient a été accompagné par une amie. *(Figure 32)*

L'adolescent a exposé lui-même son problème au médecin dans la moitié des cas. *(Figure 33)*
C'est le plus souvent à lui que s'est adressé le médecin pendant la consultation. *(Figure 34)*

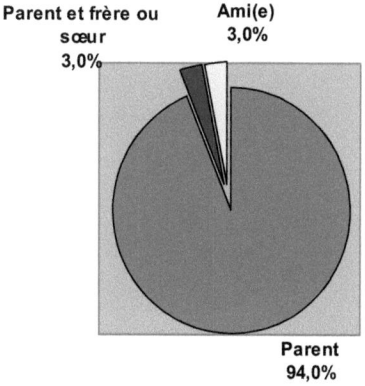

Figure 32 : Accompagnant (n=33)

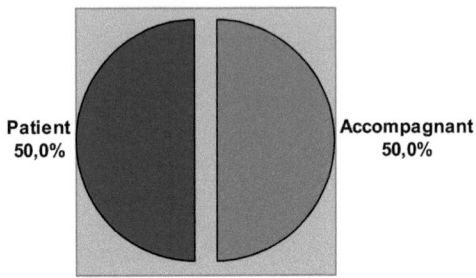

Figure 33: **Explication du motif de consultation (n=34)**

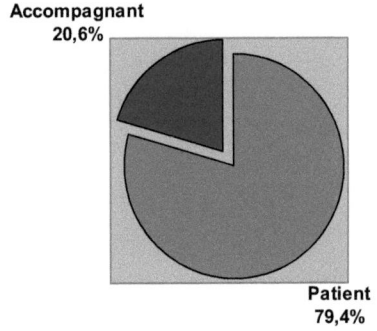

Figure 34 : **Principal interlocuteur du médecin (n=34)**

I.C.4 Aspects spécifiques de la consultation de l'adolescent en l'absence d'accompagnant.

Quand l'adolescent est venu seul c'est le plus souvent parce qu'il l'a souhaité (45%, 29 réponses au total) et près d'un tiers disent l'avoir souhaité pour parler plus librement au médecin.
Trois adolescents sont venus seuls parce qu'ils ne pouvaient pas faire autrement et aucun ne dit avoir été encouragé à venir seul. *(Figure 35)*

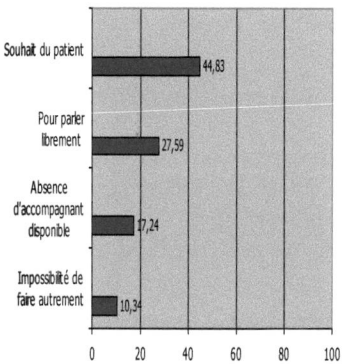

Figure 35 : Raison de la consultation sans accompagnant (n=31)

I.C.5 Eléments abordés au cours de la consultation

    I.C.5.a. Explication du motif principal ayant motivé la consultation.

La majorité des adolescents de l'étude pensent avoir bien exprimé leur principal problème au médecin (97%, 64 réponses au total).

    I.C.5.b. Explication de tous les problèmes *(Figure 36)*

Près de 80% des adolescents disent avoir pu aborder tous les problèmes pendant la consultation.

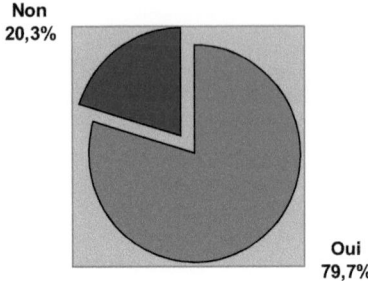

Figure 36 : Possibilité de discuter de tous les problèmes (n=64)

I.C.5.c. Motifs de consultation *(n=63)* *(Figure 37)*

Plus de la moitié des adolescents ont consulté pour un problème organique aigu ou sub-aigu, 12 pour des difficultés psychologiques (familiales, relationnelles, scolaires ou stress).
5 consultations ont concerné des questions relatives à la sexualité ou à la contraception, et 1 des questions relatives aux consommations de toxiques et aux conduites addictives.

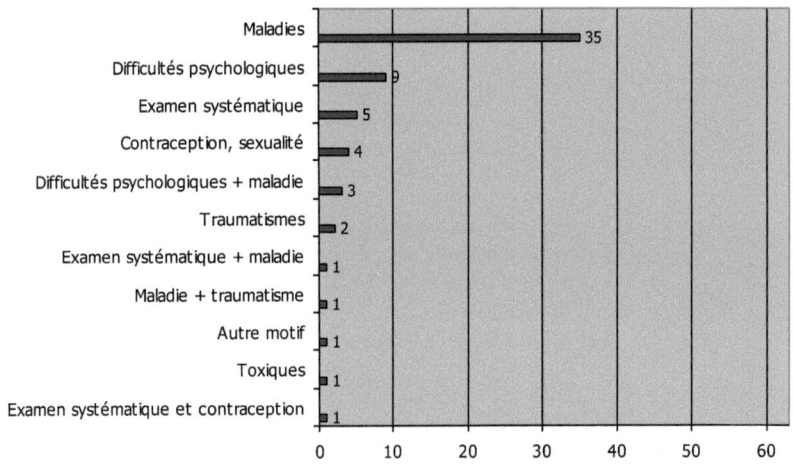

Figure 37 : Motifs de consultation selon l'adolescent

I.C.6 Qualité de l'écoute et des échanges

La majorité des adolescents de l'étude pensent que le médecin a bien écouté leurs propos *(Figure 38)* et qu'il a répondu à leurs attentes *(Figure 39)*. Seul 1 adolescent a répondu que le médecin n'a pas complètement répondu à ses attentes.

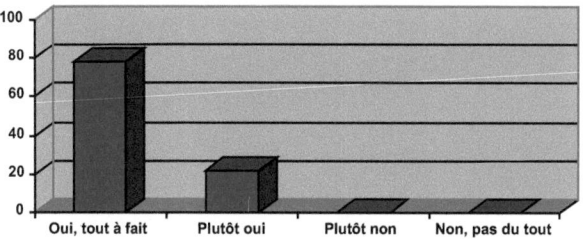

Figure 38 : **Qualité de l'écoute du médecin (n=64)**

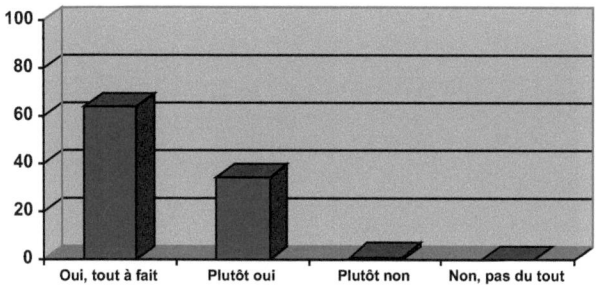

Figure 39 : **Réponse aux attentes de l'adolescent (n=64)**

I.C.7 Prochaine consultation

La majorité des adolescents préfèreraient venir seuls à la prochaine consultation *(Figure 40)*. De plus, la majorité d'entre eux préfèrent consulter le même médecin que leur parents. Les raisons évoquées sont que ce médecin les connaît depuis leur enfance (36%), qu'ils sont plus à l'aise pour parler avec lui (32%) ou pour ces deux motifs réunis pour 11% d'entre eux. 13% consultent le même médecin que leurs parents car ils ne connaissent pas d'autre médecin. Moins de 10% préfèreraient consulter un médecin qui ne soit pas celui de leurs parents *(Figure 41)*.

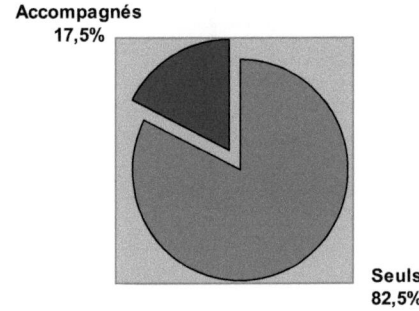

Figure 40 : Modalités souhaitées pour la prochaine consultation (n=63)

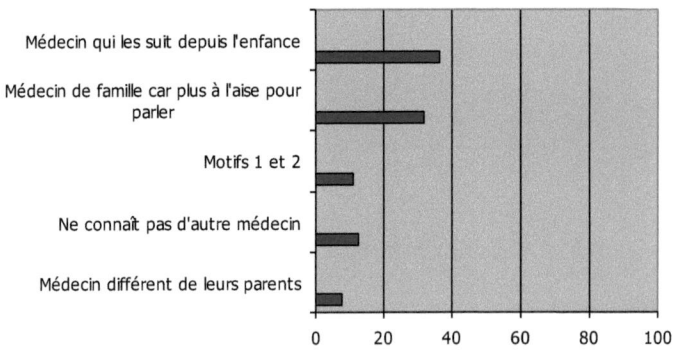

Figure 41 : Quel médecin les adolescents souhaitent-ils consulter ?

II. Partie analytique

II.A Influence des caractéristiques personnelles du médecin sur la consultation

II.A.1 Sexe (n=72) *(Figure 42)*

Le sexe du médecin n'a pas d'impact sur la proportion d'adolescents qui viennent le consulter seuls.
Lorsque le médecin est une femme, 60% [48,7-71,3] des adolescents ont consulté seuls et 57% [45,5-68,4] lorsqu'il est un homme (p=0,834).

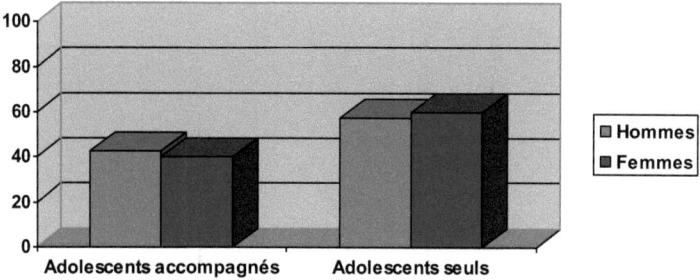

Figure 42 : Influence du sexe du médecin

II.A.2 Caractéristiques familiales (n=72)

Les médecins ne rencontrent pas plus de difficultés spécifiques pendant les consultations d'adolescents suivant qu'ils sont eux-mêmes parents d'adolescents ou non (55% [43,5-66,5] vs 56% [44,5-67,5], p=0,576).

Les médecins qui sont ou ont été parents d'adolescents ne souhaitent pas rencontrer l'adolescent seul plus fréquemment que les médecins qui n'ont jamais été parents d'adolescents (90% [83-96,9] vs 86% [78-94], p=0,604).

II.A.3 Type d'exercice (n=72) *(Figure 43)*

En milieu urbain, 44% [32,5-55,5] d'adolescents viennent seuls en consultation.
En milieu rural ou semi-rural (p=0,429), ils viennent seuls à 54% [42,5-62,5].

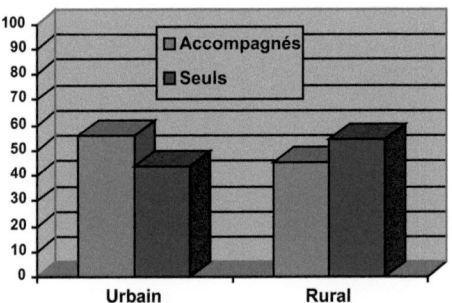

Figure 43 : Influence du type d'exercice

II.A.4 Proportion d'adolescents dans la clientèle (n=64)

Globalement, les médecins préfèrent voir les adolescents seuls en consultation. Il n'y a pas de différence significative liée à la proportion d'adolescent dans la clientèle (p=0,249).

II.B Influence des caractéristiques de l'adolescent sur la consultation

II.B.1 Sexe

La proportion d'adolescents accompagnés n'est pas significativement différente suivant le sexe (58% de filles vs 44% de garçons, p=0,285).

La proportion d'adolescents qui souhaitaient venir seuls à cette consultation n'est pas significativement différente selon le sexe (39% des filles vs 44% des garçons, p=0,8). *(Figure 44)*

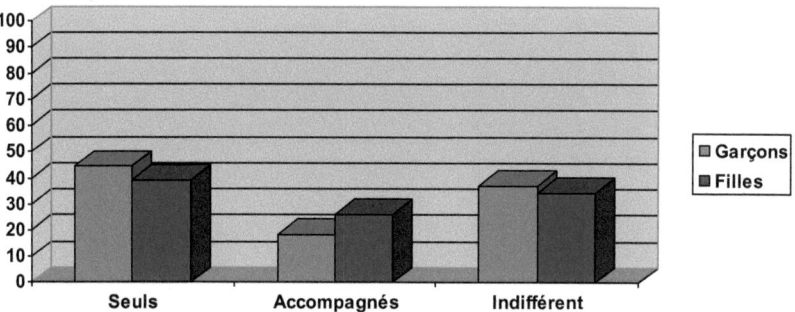

Figure 44 : Influence du sexe de l'adolescent

II.B.2 Prise de Rendez-vous *(Figure 45)*

Parmi les adolescents qui prennent rendez-vous, 49% consultent seuls alors que 46% de ceux qui ne prennent pas rendez-vous consultent seuls (p=0,829).

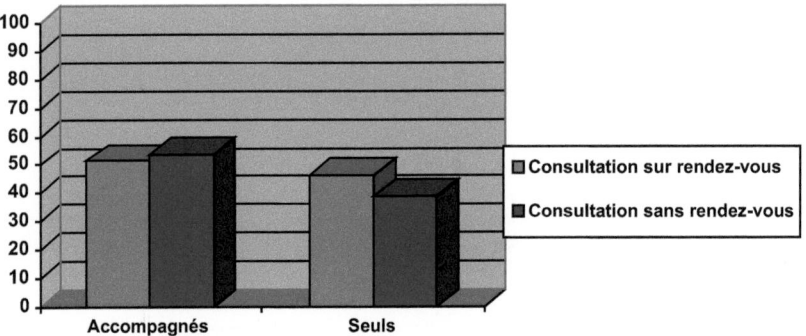

Figure 45 : Influence de la prise de rendez-vous

II.C Motifs de consultation

II.C.1 Selon la présence ou l'absence d'accompagnant

Il n'y a pas de différence significative entre la proportion d'adolescents accompagnés et non accompagnés suivant le motif de consultation.

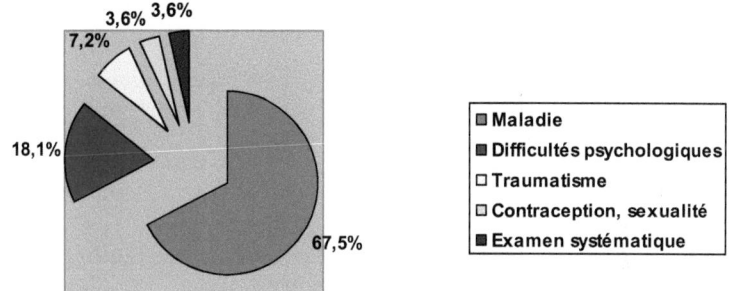

Figure 46 : Motifs de consultation, adolescents non accompagnés

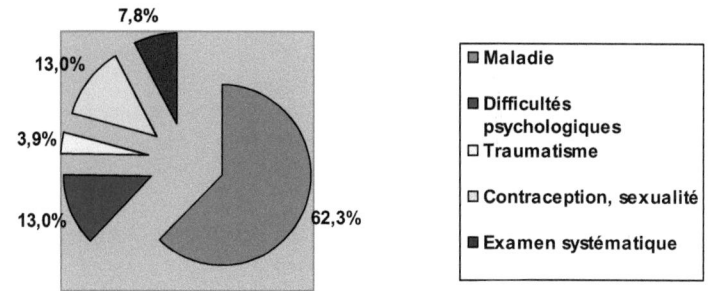

Figure 47 : Motifs de consultation, adolescents accompagnés

II.C.2 Selon la personne à l'initiative de la consultation d'après le médecin

D'après le médecin, il n'y a pas de différence significative entre la proportion de parents et d'adolescents à l'initiative de la consultation quel que soit le motif.

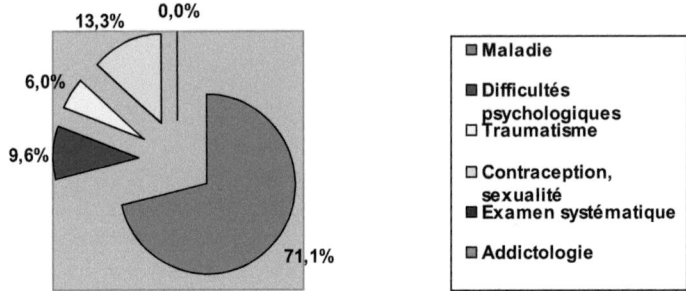

Figure 48 : **Motifs de consultation, consultation à l'initiative de l'adolescent**

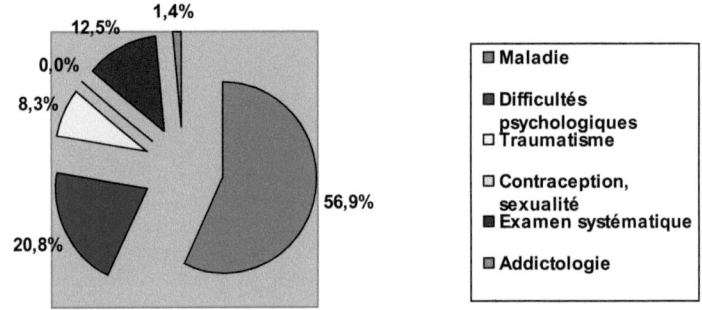

Figure 49 : **Motifs de consultation, consultation à l'initiative des parents**

II.C.3 Selon la personne à l'initiative de la consultation d'après l'adolescent

Il n'y a pas de différence significative entre la proportion de parents et d'adolescents à l'initiative de la consultation quel que soit le motif de consultation.

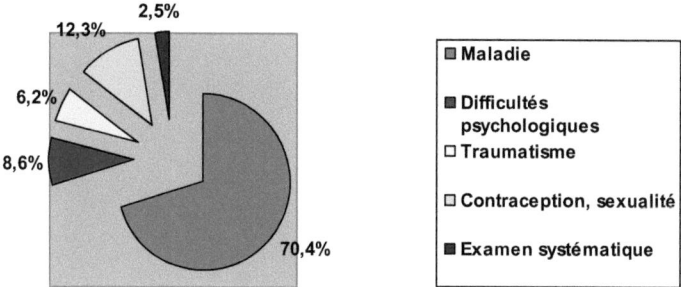

Figure 50 : Selon l'adolescent, motifs lorsqu'il est à l'initiative de la consultation

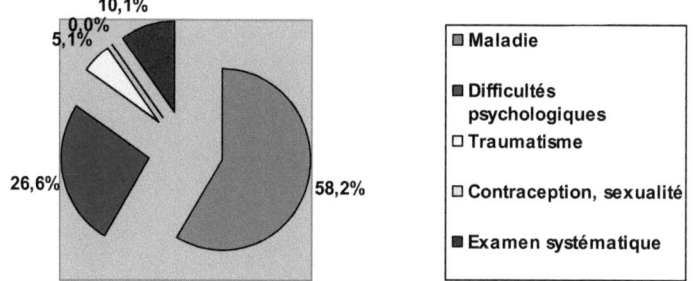

Figure 51 : Selon l'adolescent, motifs lorsque ses parents sont à l'initiative de la consultation

II.C.4 Motifs de consultation multiples

Les médecins ont plus souvent notés des motifs de consultation multiples que les adolescents. *(Figure 17 et Figure 37).* Parmi les adolescents ayant exprimé plusieurs motifs au cours d'une même consultation, il n'y a pas de différence significative selon le sexe (p=0.143)

II.D   Impact de la présence de l'accompagnant

II.D.1 Selon le médecin

II.D.1.a. Lors de cette consultation

60% des médecins qui sont gênés par la présence de l'accompagnant l'ont fait sortir alors que 21% des médecins qui n'ont pas été gênés l'ont fait. Cette différence n'est pas significative(p=0,102 , n=34).

II.D.1.b. Qualité d'écoute et des échanges

Tous les médecins pensent que la consultation a répondu aux attentes du patient, et ce que l'adolescent ait eu l'impression que le médecin s'adressait plutôt à l'accompagnant ou plutôt à lui (p=0,854).

II.D.1.c. Eléments nouveaux concernant le patient *(Figure 52)*

Le médecin a appris des éléments nouveaux dans 48% des consultations avec un adolescent seul et 39% des consultations avec un adolescent accompagné (p=0,441).

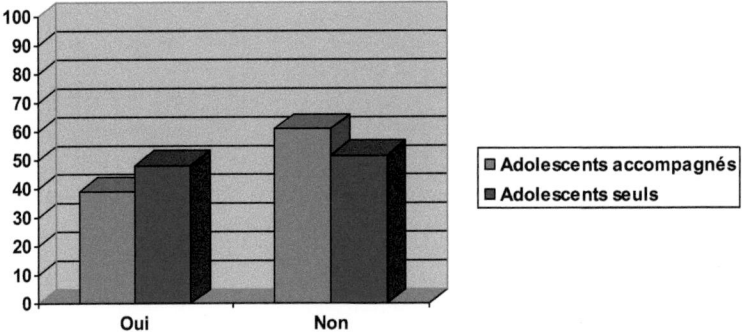

Figure 52 : Accompagnant et éléments nouveaux

II.D.2 Selon l'adolescent

II.D.2.a. Lors de cette consultation

L'adolescent n'est pas significativement plus gêné si ses parents sont à l'initiative de la consultation (56% vs 28%, p=0,123).

La majorité des adolescents qui souhaitaient venir seuls en consultation sont effectivement venus seuls (77% , p<<0,05).

Parmi les adolescents qui auraient souhaité consulter seuls, 40% préfèrent voir le même médecin que leurs parents, alors que 60% préfèreraient voir un autre médecin (p=0,61).

II.D.2.b. Qualité d'écoute et des échanges

Parmi les adolescents qui n'ont pas pu aborder tous les problèmes au cours de la consultation, il y a significativement plus d'adolescents accompagnés que seuls (33,3% [21,7-44,8] d'adolescents accompagnés vs 6,45% [0,4-12,4] d'adolescents seuls, p=0,008). *(Figure 53)*

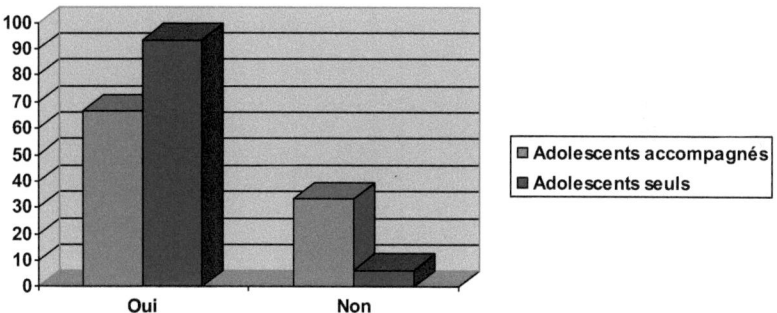

Figure 53 : L'adolescent a-t-il pu aborder tous les problèmes au cours de la consultation ?

Tous les adolescents de l'étude pensent que le médecin les a bien écoutés *(Figure 38)*. De même, tous les adolescents, à l'exception d'un, pensent que la consultation a répondu à leurs attentes. *(Figure 39)*

Tous les adolescents pensent que la consultation a répondu à leurs attentes quand le médecin s'est effectivement adressé à eux (p=0,882) et 97 % le pensent quand il s'est adressé à l'accompagnant.

Quand le médecin pense que le motif de consultation exprimé par l'adolescent était le motif réel, 98% [94,1-100] des adolescents pensent avoir bien exprimé le problème principal. Ils sont 80% [69-91] quand le médecin pense que l'adolescent n'a pas exprimé le motif réel de la consultation (p=0,188).

Quand le médecin pense que le motif de consultation exprimé par l'adolescent était le motif réel, 87% [77,7-96,2] des adolescents ont pu aborder tous les problèmes et ils sont 60% [46,5-73,4] quand le médecin pense que l'adolescent n'a pas exprimé le motif réel de la consultation (p=0,170).

II.D.2.c. Prochaine consultation

Parmi les adolescents accompagnés, 84% [71,7-87,5] de ceux qui ont été gênés par la présence de l'accompagnant désirent être seuls à la prochaine consultation. 47% [29,2-65] des adolescents qui n'ont pas été gênés préfèrent revenir seuls. (p=0.04) *(Figure 54)*

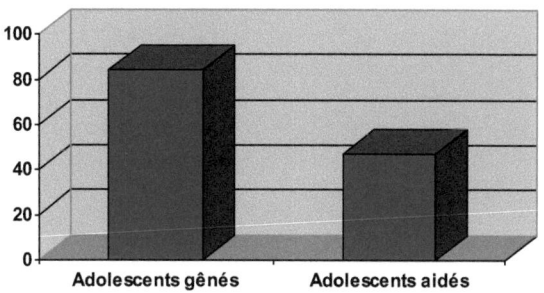

Figure 54 : **Désir de l'adolescent accompagné de revenir seul**

**60% [48,6-71,4] des médecins ayant vu en consultation un adolescent seul, désirent qu'il revienne seul lors d'une prochaine consultation.
Seuls 35% [23,9-46,1] des médecins ayant vu un adolescent accompagné désirent qu'il revienne seul lors d'une prochaine consultation. Cette différence est significative : p=0.04.** *(Figure 55)*

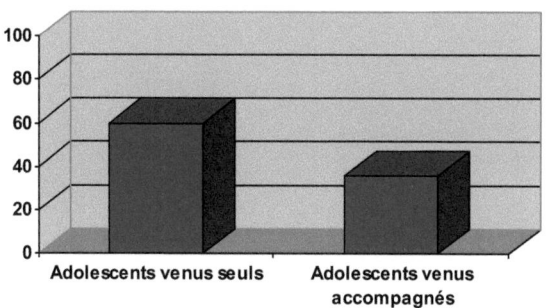

Figure 55 : **Souhait du médecin de voir l'adolescent seul à la prochaine consultation**

II.E Perception des différents temps de la consultation

II.E.1 Selon le sexe de l'adolescent

II.E.1.a. Adolescents accompagnés

Globalement, les filles comme les garçons ont été gênés ou aidés dans les mêmes proportions par l'accompagnant. *(Figures 56 et 57)*

Lors de l'examen clinique lorsqu'ils sont accompagnés, 52% des adolescents sont aidés par la présence de l'accompagnant et 30% sont gênés. *(Figure 29)*

Les filles ont été plus gênées que les garçons lors de l'examen clinique. *(Figure 56)*

Pour répondre aux questions du médecin lorsqu'ils sont accompagnés, 61% des adolescents sont aidés par la présence de l'accompagnant et 21% sont gênés. *(Figure 28)*

Les filles ont été plus aidées que les garçons. *(Figure 56 et 57)*

Pour comprendre la conduite à tenir lorsqu'ils sont accompagnés, 76% des adolescents sont aidés par le présence de l'accompagnant, en particulier les garçons. *(Figure 30 et 56)*

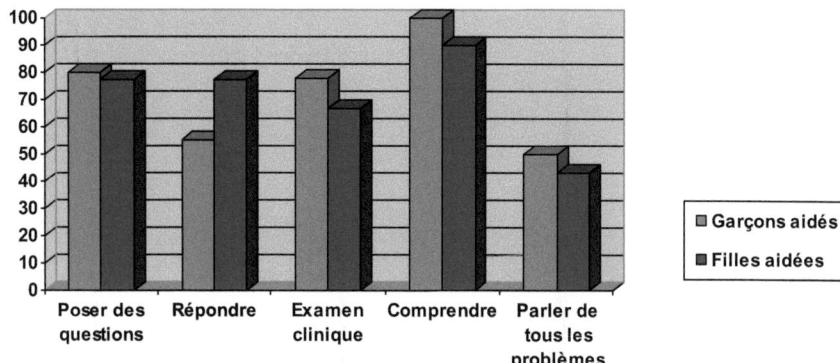

Figure 56 : Les différents temps de la consultation chez l'adolescent accompagné et aidé

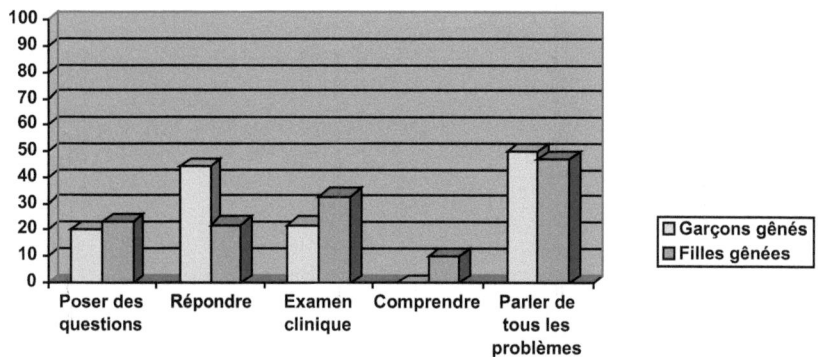

Figure 57 : Les différents temps de la consultation chez l'adolescent accompagné et gêné

II.E.1.b. Adolescents seuls

Globalement, les filles comme les garçons ont été gênés ou aidés dans les mêmes proportions par l'absence d'accompagnant.
Pour répondre aux questions du médecin, 89% des adolescents ont été aidés. *(Figure 28)*. 10% ont été gênés, en particulier les garçons. *(Figure 59)*. **Pour comprendre la conduite à tenir,** 89% des adolescent sont aidés et 10% sont gênés. *(Figure 30)*. Les filles ont été plus gênées que les garçons. *(Figure 58)*

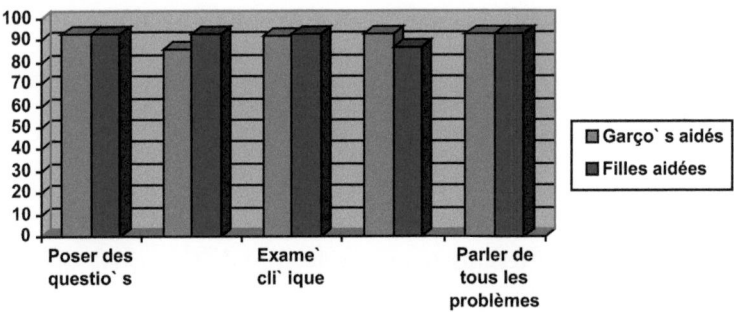

Figure 58 : **Les différents temps de la consultation chez l'adolescent sans accompagnant et aidé**

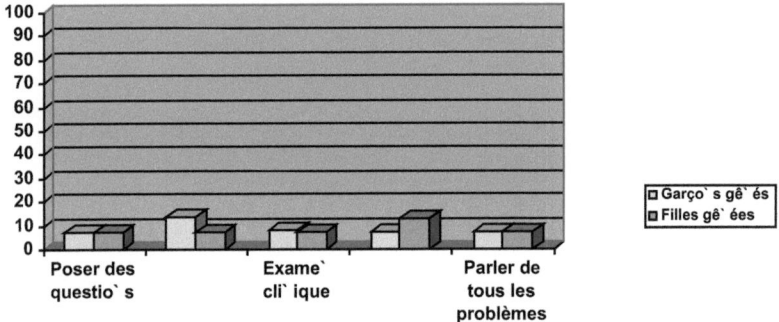

Figure 59 : **Les différents temps de la consultation chez l'adolescent sans accompagnant et gêné**

II.E.2 Selon le sexe du médecin.

II.E.2.a. Adolescents accompagnés

Lors de l'examen clinique, 85% (n=30) des adolescents sont aidés lorsque le médecin est une femme, alors que 41% sont gênés lorsque c'est un homme. (p=0.130) *(Figures 60 et 61)* A l'inverse, ils se disent plus à l'aise pour poser des questions à un homme (84%, n=31). *(Figure 60)*

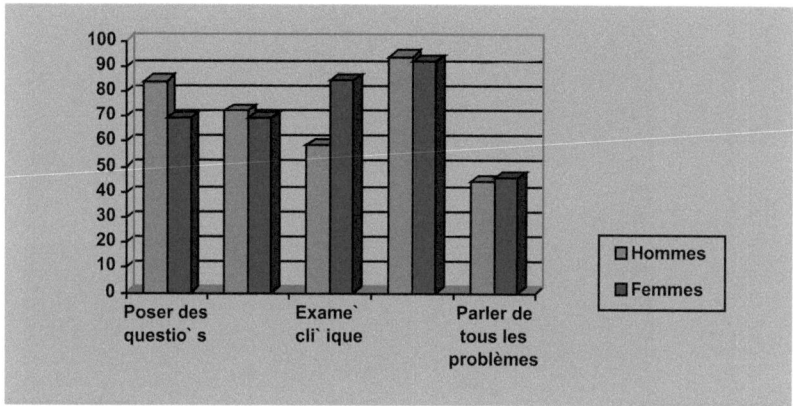

Figure 60 : Adolescents accompagnés et aidés selon le sexe du médecin

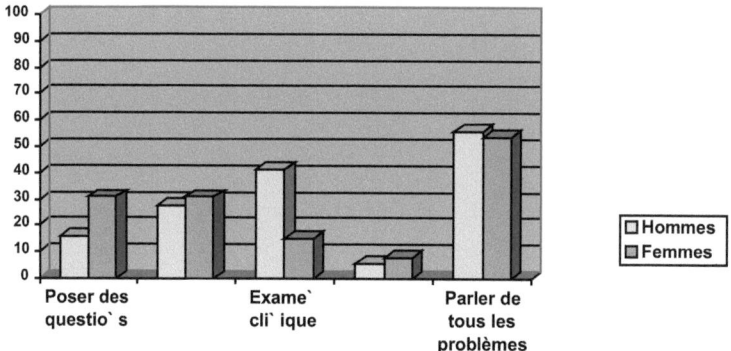

Figure 61 : Adolescents accompagnés et gênés selon le sexe du médecin

II.E.2.b. Adolescents seuls

Globalement, en l'absence d'accompagnant, les adolescents se sont sentis plus à l'aise avec un homme, en particulier pendant l'examen clinique (100%, n=28, p=0.119), et pour parler de tous leurs problèmes (100%, n=29, p=0.111). *(Figure 62)*

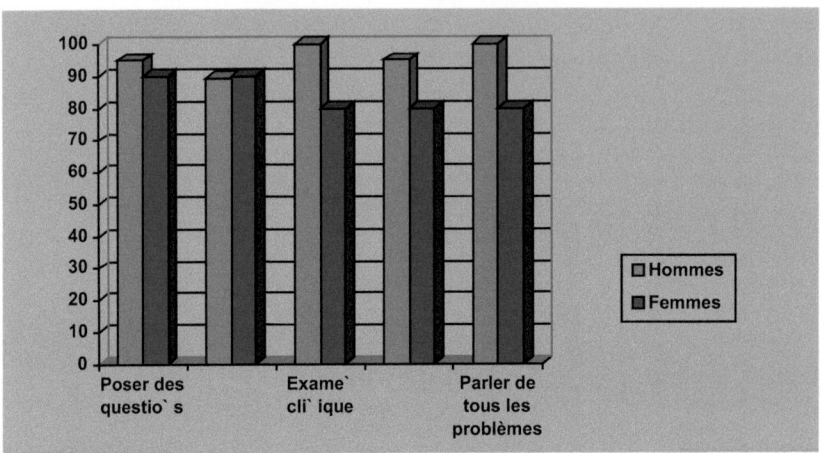

Figure 62 : Adolescents seuls et aidés selon le sexe du médecin

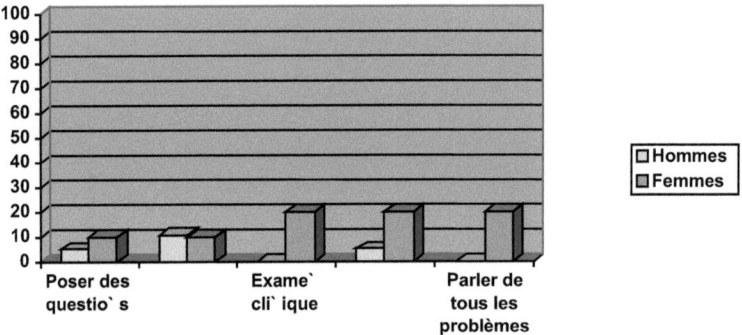

Figure 63 : Adolescents seuls et gênés selon le sexe du médecin

III   Limite de l'étude et critique des résultats

III.A   Méthodologie

Le médecin avait la possibilité de prendre connaissance du questionnaire avant le patient voire avant la consultation elle-même, et donc de choisir l'un de ses patients. Ce choix pouvant concerner l'adolescent lui-même ou son motif de consultation. Il peut donc exister un biais de sélection des patients. Cette hypothèse est confortée par le fait que les réponses ont été renvoyées dans des délais importants (plusieurs semaines) alors que nos questionnaires s'adressaient au premier adolescent de 15 à 19 ans vu en consultation.

L'étude se faisant au cabinet du médecin généraliste, les réponses de l'adolescent ont pu être influencées par les autres personnes présentes dans le cabinet : le praticien, l'accompagnant ou les deux à la fois. De plus, le questionnaire était renvoyé par le médecin, ce qui a pu limiter la confidentialité des réponses des patients.

III.B   Non-retour

Les questionnaires ont été adressés à 800 médecins généralistes
Nous avons recueilli 72 réponses de médecins et 69 réponses d'adolescents. Devant le faible taux de réponses, nous avons relancé les médecins par téléphone à une reprise.

Nous avons ensuite émis quelques hypothèses quant au non-retour des questionnaires grâce aux arguments émis par les généralistes contactés par téléphone :

- Un manque de temps à consacrer à répondre aux enquêtes.
- Une non-perception de l'intérêt des enquêtes sur le terrain, qu'il s'agisse d'étude descriptive ou d'enquête de pratique.
- Un peu de réticence sachant que le patient était interrogé en même temps qu'eux.
- Certains médecins nous ont dit ne pas se sentir concernés par le thème de notre enquête.

- Une non-compréhension des consignes, certains médecins nous ont dit ne pas avoir reçu d'adolescents ayant des motifs de consultation compatibles avec l'enquête, alors que nous n'avions pas précisé de motif.
- Un « ras-le-bol » devant une sollicitation trop fréquente sous la forme de questionnaires.

III.C Critique des résultats

Les chiffres que nous exposons dans notre étude sont issus d'un petit échantillon : n=72.

De fait, on peut se poser la question de la représentativité de l'échantillon des médecins ayant répondu. De plus, l'échantillon de patients adolescents est biaisé dans la mesure où ils ont été choisis par le médecin pour répondre au questionnaire.

Le faible taux de réponse ne nous a pas permis d'exploiter certaines variables et d'approfondir la partie analyse de notre étude.

QUATRIEME PARTIE

Discussion

| I | **L'adolescent au cabinet du généraliste : seul ou accompagné?** |

I.A   Comment consultent-ils ?

L'âge moyen des adolescents de notre étude est de 16 ans. Parmi eux, **58% consultent accompagnés**, sans différence selon le sexe. *(Figure 44)*

Cette donnée est comparable à celles de la littérature puisqu'une étude française met en évidence que près de la moitié des adolescents de 15 à 18 ans consultent seuls[51]. De même, deux auteurs britanniques notent qu'à partir de l'âge de 15 ans, environ 50% des garçons et 60% des filles ne sont pas accompagnés[19,28].

Les adolescents sont pour la très grande majorité accompagnés par **leur père ou leur mère** *(Figure 32)*, rarement par un(e) ami(e).

Une étude canadienne s'est intéressée à l'accompagnant et à son influence[53]. Elle révèle que dans le groupe des 0–20 ans, 94 % des patients étaient accompagnés par leur mère. Notre travail n'a pas différencié le rôle du père de celui de la mère, mais considéré qu'ils ont tous deux une influence similaire sur la consultation.

La moitié des consultations sont à l'initiative de l'adolescent lui-même. *(Figure 25)*

I.B Comment aimeraient-ils consulter ?

I.B.1 Ils aimeraient consulter seuls

La plupart des adolescents souhaitaient venir seuls, alors qu'un tiers n'avaient pas de préférence *(Figure 26)*, sans différence significative entre les filles et les garçons. *(Figure 44)*
Une étude anglaise qui s'est intéressée aux souhaits des adolescents concernant leur santé, retrouve que 52% souhaiteraient se rendre seuls chez le médecin, 39% avec un ami, 29% avec un parent[27].

Une large majorité des adolescents de l'étude (82%) préféreraient venir seuls à la prochaine consultation. *(Figure 40)*.Il est à noter que si 82% des adolescents souhaitent venir seuls lors d'une prochaine consultation, 42% ont effectivement consulté seuls lors de notre enquête. *(Figure 4)*

Il existe une discordance entre le souhait des adolescents de consulter seuls et ce que l'on observe en pratique. Ce souhait est soumis à de nombreux facteurs environnementaux (moyen de locomotion, modalités de paiement), néanmoins ce constat soulève la question de l'ambivalence des adolescents face à la présence de leurs parents lors de la consultation médicale.

Par ailleurs, nous avons émis l'hypothèse de la suggestibilité de la question (cf. questionnaire en Annexes). Celle-ci a pu les amener à s'interroger sur l'éventualité d'une consultation seuls alors qu'ils n'y avaient pas pensé auparavant. La bibliographie nous apprend par exemple que certains adolescents pensent qu'il y a un âge à partir duquel ils peuvent consulter seuls[69].

Parmi les adolescents de l'étude qui ont consulté sans accompagnant, seuls 3 déclarent « ne pas avoir pu faire autrement ». *(Figure 35)*
Aucun adolescent n'a été encouragé à se rendre seul chez le médecin.
Il apparaît que les parents comme le médecin, lequel est dans notre enquête le plus souvent le médecin de famille, n'évoquent pas avec l'adolescent la possibilité de modifier les modalités de consultation établies depuis l'enfance[41].

Il existe une différence significative entre la proportion d'adolescents souhaitant venir seuls à la prochaine consultation selon qu'ils ont été gênés ou non par la présence de l'accompagnant. *(Figure 54)*

I.B.2 Ils préfèrent consulter leur médecin de famille

Dans 93% des consultations le médecin ayant rempli le questionnaire était le médecin de famille du patient qui le consultait, dans 7% il s'agissait d'un praticien consulté pour la première fois ou de manière occasionnelle. *(Figure 4)*

Les adolescents disent se sentir plus à l'aise avec leur médecin de famille car il les connaît depuis l'enfance et qu'avec lui ils sont en confiance pour parler. *(Figure 41)*
Une minorité des adolescents interrogés préfèreraient consulter un médecin qui ne soit pas celui de leurs parents.

Un des médecins de notre enquête, médecin de famille du patient qui le consultait, a évoqué l'idée d'une « difficulté de positionnement entre parents et adolescent ».

I.B.3 Comment les médecins souhaitent-ils que les adolescents consultent ?

Certains médecins ont souhaité, à travers leurs commentaires libres, que la première consultation d'un patient adolescent ait lieu en présence des parents afin de pouvoir « placer la demande de soins dans son contexte familial ».
Cette première consultation pourrait être l'occasion de discuter de la confidentialité et de ses limites avec le patient et sa famille en vue des consultations futures.

I.B.3.a. Ils ne souhaitent pas rencontrer les parents

Seuls 10% des médecins de notre enquête souhaitent que l'adolescent soit accompagné de l'un de ses parents à la prochaine consultation.
La proportion de médecins souhaitant que l'adolescent vienne seul à la prochaine consultation est égale à celle des médecins n'ayant pas de préférence. (*Figure 22*)
Cette donnée est comparable à celle d'une étude américaine qui retrouve que 43% des médecins généralistes préfèrent que les adolescents consultent seuls[66].

Dans notre travail, la majorité (60%) des médecins ayant vu en consultation un adolescent seul désire qu'il soit à nouveau seul pour une prochaine consultation.
Ce souhait est significativement moins marqué (35%) chez les médecins qui ont vu un adolescent accompagné. *(Figure 55)*. D'autre part une minorité de médecins a fait sortir l'accompagnant au cours de la consultation. *(Figure 14)*

En premier lieu, il est envisageable que le contenu de cette première consultation sans accompagnant suscite le souhait chez le médecin de revoir son patient seul, alors que la question ne s'était pas posée auparavant.

D'autre part, le médecin a pu être influencé par le fait d'avoir perçu chez l'adolescent l'envie de revenir seul et d'être plus autonome dans la gestion de sa santé.

I.B.3.b. Il est difficile de changer les modalités de consultation

Le souhait de voir le patient seul en consultation est nettement moins marqué chez les médecins qui ont vu des patients accompagnés. Ce constat renvoie à la difficulté de modifier les modalités de consultation, c'est-à-dire de mettre à l'écart le parent sans pour autant l'exclure de la relation de soins et risquer de se priver des informations qu'il pourrait apporter.
Dans notre étude, à plusieurs reprises le médecin a eu le sentiment d'avoir répondu aux attentes du patient alors que le motif avait été exprimé par l'accompagnant et qu'il s'était principalement adressé à celui-ci au cours de la consultation.
Il peut être difficile, lorsque l'adolescent est connu depuis l'enfance, de modifier les modalités de communication en présence du parent.

Il peut également exister des difficultés de communication entre l'adolescent seul et le médecin, d'autant que les représentations du corps, de la santé, et de la maladie du patient diffèrent de celles des adultes.

Les médecins de l'étude au travers de leurs commentaires libres ont soulevé cette idée exprimant que « le sens donné aux mots par l'adolescent et le médecin n'est parfois pas le même » et que « les adolescents rencontrent des difficultés à verbaliser certains problèmes ».

Enfin, l'aspect médico-légal des soins à l'adolescent pourrait être un frein à la consultation en l'absence du parent.

II L'adolescent au cabinet du généraliste: la relation médecin-malade

II.A La relation médecin-malade selon le médecin

Une grande majorité de médecins ont le sentiment que l'adolescent était à l'écoute de leurs propos et pensent avoir répondu à ses attentes. *(Figures 20 et 21)*

Il y a une adéquation entre la perception du médecin et celle de l'adolescent, puisque la presque totalité des adolescents de l'étude pensent que le médecin a effectivement répondu à leurs attentes. *(Figures 38 et 39)*
Toutefois, près de **la moitié** des médecins disent rencontrer des **difficultés spécifiques** lors de la consultation d'un adolescent.
Il apparaît donc que le fait de rencontrer des difficultés n'a pas été un obstacle au dialogue. Il est probable que l'expérience du médecin lui permette d'avoir une lecture analytique des informations, en identifiant les difficultés passées inaperçues aux yeux de l'adolescent et donc de ne pas les laisser altérer la qualité du dialogue.Sa pratique du colloque singulier lui confère la capacité d'établir et de maintenir une bonne qualité de communication.

Le médecin estime que le motif de consultation a été formulé par l'accompagnant dans deux tiers des cas alors qu'un adolescent sur deux dit avoir exposé lui-même son problème au médecin.Ceci laisse supposer que l'adolescent pense parfois avoir exprimé sa demande alors que celle-ci a dû être précisée par le parent. En revanche, adolescents et médecins ont eu, dans une égale proportion, l'impression qu'au cours de la consultation le médecin s'adressait principalement au patient. *(Figure 13 et 34)*

Il semble que les adolescents qui ont acquis un certain degré d'autonomie ont décidé de venir seuls, les autres souhaitant la présence de leurs parents pour les aider à formuler leur demande. Se pose la question d'accompagner l'adolescent dans son désir d'autonomie au moment où celui-ci se manifeste.

II.B La relation médecin-malade selon l'adolescent

II.B.1 Qualité du dialogue

L'ensemble des adolescents de l'étude, qu'ils soient accompagnés ou non, pensent que le médecin a bien écouté leurs propos et qu'il a répondu à leurs attentes. Seul 1 adolescent a répondu que le médecin n'a pas complètement répondu à ses attentes. *(Figure 38 et 39)*
Nous constatons que tous les adolescents sont satisfaits de la consultation même s'ils ont eu l'impression que le médecin s'est adressé principalement à l'accompagnant, ou s'ils déclarent avoir été gênés par la présence du parent.

La demande de soin est le plus souvent unique et bien formulée. En effet, dans la majorité des consultations, un seul motif a été exprimé et la plupart des adolescents de l'étude pensent avoir bien exposé leur principal problème au médecin. *(Figure 33, 34)* Il est probable que la consultation ait effectivement répondu aux attentes de l'adolescent, qu'il soit seul ou accompagné.

Nous avons émis deux hypothèses. Les attentes des adolescents consultant seuls et accompagnés sont les mêmes et la présence du parent n'a pas d'influence sur la satisfaction de l'adolescent à l'issue de la consultation. Leurs attentes sont différentes et le médecin s'adapte à la présence d'un accompagnant, son expérience lui permettant de répondre aux attentes de l'adolescent quelle que soit l'influence de l'accompagnant.

II.B.2 Influence du sexe du médecin sur la consultation.

Dans notre étude, les adolescents venus seuls sont indifféremment allés consulter une femme ou un homme. *(Figure 42)*
Les adolescents accompagnés ont été plutôt aidés pendant l'examen clinique lorsque le médecin est une femme. *(Figure 60)* Les adolescents venus seuls se sont sentis plus à l'aise avec un homme. *(Figure 62)*.Deux études anglo-saxonnes ont montré que les adolescentes se sentent plus à l'aise avec un médecin de sexe féminin, en particulier lors de l'examen clinique[24,58]

III   Discussion autour des motifs de consultation évoqués par chacun

Le motif de consultation le plus souvent exprimé par l'adolescent dans notre travail est un problème somatique en dehors du suivi programmé d'une pathologie chronique. *(Figures 17 et 37)*

Une minorité d'adolescents a consulté pour plusieurs motifs sans différence en fonction du sexe. Une étude suisse[20] réalisée auprès de plus de 9000 jeunes entre 15 et 20 ans note pourtant que les filles expriment plus souvent plusieurs motifs de consultation. Répondre à cette question nécessiterait une enquête auprès d'un plus grand nombre d'adolescents.

Les médecins pensent en majorité que le motif exprimé était le motif réel de consultation. Les adolescents pensent avoir bien expliqué le problème principal. *(Figures 16 et 33)*

Les motifs identifiés par le médecin sont en grande majorité ceux exprimés par les adolescents. Toutefois, les médecins ont plus souvent noté des motifs de consultation multiples. *(Figures 17 et 37)*

Se pose la question de la non-identification par l'adolescent de certains thèmes abordés en consultation par le médecin. Certaines problématiques n'ont pas été perçues par l'adolescent comme relevant du domaine médical. On retrouve dans la littérature une ambivalence de l'adolescent quant au souhait d'aborder des thèmes de prévention. Il semblerait plus facile pour les adolescents d'aborder la question des conduites à risques lorsque celle-ci a déjà été évoquée par le médecin au cours d'une consultation antérieure, non entièrement dévolue à la prévention[18,32,46].

Ceci renvoie à la difficulté pour le médecin d'amener l'adolescent à aborder des problématiques qui ne sont pas le motif principal de consultation, même lorsqu'il perçoit qu'il y a un non-dit.

IV L'adolescent au cabinet du généraliste: la place de l'accompagnant.

IV.A Influence de l'accompagnant sur le dialogue

Il y a significativement plus d'adolescents accompagnés que seuls parmi les adolescents qui n'ont pas pu aborder tous les problèmes au cours de la consultation. *(Figure 12)*

Les adolescents se sentent gênés par la présence d'accompagnant pour aborder tous les thèmes souhaités avec le médecin *(Figure 31)* alors que les médecins sont indifféremment aidés ou gênés. *(Figure 11)*

La présence du parent, même si elle est apparue comme une aide pour formuler la demande de soins, semble être un obstacle quand il s'agit pour l'adolescent d'aborder certaines problématiques autres que le motif énoncé. Certains médecins ont ressenti cette gêne en écrivant que « les consultations d'adolescents sont souvent perturbées par la présence des parents, certains thèmes n'étant peu ou pas abordés par les adolescents ou les médecins à cause de la présence parentale. » Ceci peut être en rapport avec une certaine pudeur de l'adolescent vis-à-vis de ses parents quant il s'agit d'aborder les questions de sexualité, de contraception et de conduites addictives. Il peut exister une méconnaissance des sujets pouvant être abordés dans le cadre d'une consultation médicale.

En effet, la question de la confidentialité, comme nous l'avons souligné dans la première partie de notre travail, est un élément essentiel à la relation médecin-adolescent[19,25,62,65] et permet d'accroître l'autonomie à l'approche de l'âge adulte. Il paraît souhaitable d'assurer au patient la confidentialité de ses propos en lui précisant les limites juridiques et déontologiques[31,32,37,57,58,63].

Nous n'avons pas différencié dans notre étude les motifs de consultation exprimés par l'adolescent de ceux exprimés par l'accompagnant. Il serait intéressant de savoir qui a formulé la demande de soins chez les adolescents accompagnés qui ont le sentiment de n'avoir pas pu parler de tous leurs problèmes ou interrogations. Ceci pourrait faire l'objet d'un travail ultérieur.

IV.B Influence de l'accompagnant sur les différents temps de la consultation

Les adolescents venus seuls se sentent majoritairement aidés par l'absence d'accompagnant à tous les temps de la consultation. *(Figures 7,8,9,10,11)* De même, les médecins se sentent majoritairement aidés par l'absence d'accompagnant, à tous les temps de la consultation. Aucun médecin ne se sent gêné par l'absence des parents pour l'examen clinique et l'interrogatoire. *(Figures 7 et 8)*
Le vécu de la consultation par le médecin et l'adolescent est donc comparable. Toutefois, si les adolescents ont souhaité très largement revenir seul à la prochaine consultation *(Figure 6)*, les médecins ont déclaré en égale proportion « souhaiter les voir seuls » et « ne pas avoir de préférence ». *(Figure 22)*

La majorité des médecins ayant reçu un adolescent seul ont perçu l'absence d'accompagnant comme une aide pour conduire l'examen clinique et 22% des médecins ayant reçu un adolescent accompagné ont été gênés par la présence de l'accompagnant pendant l'examen clinique. *(Figure 8)*

Les médecins qui ont vu les adolescents accompagnés se sentent eux aussi aidés par la présence d'accompagnant, en particulier pour l'interrogatoire. *(figure 7)*.L'influence de l'accompagnant était en effet décrite comme positive par le médecin dans la littérature[1,53].

La prise de position des médecins qui ont reçu un adolescent seul en consultation apparaît plus nette que celle des médecins ayant reçu un adolescent accompagné.

CONCLUSION

Le médecin de famille, par son attitude d'écoute et son rôle de médiateur au sein de la famille, a une place importante dans l'adolescence de ses jeunes patients. Il les accompagne dans leurs changements et leurs interrogations tout en étant attentif aux difficultés rencontrées par leurs parents.

Dans notre étude, il est le praticien le plus consulté par les adolescents car ceux-ci apprécient qu'il les connaisse depuis l'enfance.Un peu plus de la moitié des adolescents consultent accompagnés, pourtant la majorité souhaiteraient être seuls. La présence de l'accompagnant est une gêne pour les praticiens et pour les patients pour aborder tous les problèmes. Toutefois, médecins et patients sont satisfaits à l'issue de la consultation.

Notre enquête nous a amenées à nous interroger sur la difficulté de modifier les modalités de consultations établies depuis l'enfance. Le médecin doit accompagner l'adolescent dans son désir d'autonomie tout en respectant ceux qui ne se sentent pas encore prêts à consulter seuls. Il doit susciter la consultation sans accompagnant tout en sachant faire accepter la présence du parent lorsqu'elle est nécessaire.

Le rôle du médecin généraliste dans le soin aux adolescents est d'autant plus particulier qu'il s'agit de répondre rarement à des pathologies spécifiques de l'adolescence, mais bien plus souvent à des questions relatives au mode de vie, à l'autonomisation, à l'existence de conduites à risques.

BIBLIOGRAPHIE

Bibliographie par ordre d'apparition dans le texte

1- Alvin P., Marcelli D. Médecine de l'adolescent. Paris: Masson 2000.

2- http://www.who.int/child-adolescent health/OVERVIEW/AHD/adh_over.htm

3- Young's people health – a challenge for society. WHO report of WHO study group on young people andHealth for all by the year 2000.Technical report series 731; Genève, World Health Organization, 1986.

4- Pouchain D., Attali C., De Bultler J. et al. Médecine Générale concepts et pratiques. Paris : Masson 1196 : 205-9.

5- Bologni M., Plancherel B., Nunez R. et Bettschart W.Préadolescence. Théorie, recherche et clinique. Expansion Scientifique Française, Paris, 1994.

6- http://www.insee.fr/fr/ffc/chifcle_fiche.asp?ref_id=NATSOS02129&tab_id=15&souspop=1

7- http://www.recensement.insee.fr/FR/ST ANA/D31/ALLALLPOP1APOP1A1D31FR.html

8- http://www.web.ordre.medecin.fr/demographie/mg.pdf

9- Code Civil. Paris Dalloz 2005.

10-Duval-Arnould D., Duval-Arnould M. Droit de la santé de l'enfant.Paris : Masson 2002.

11-Chabrol A. Le mineur un patient comme les autres ?Bulletin de l'Ordre des Médecins 4. Avril 2005 : 8-12.

12-Nathanson M. Les droits des mineurs malades : qu'apporte la loi de mars 2002 ? Rev Prat Med Gen 2004 Fev ; 18(642) : 244-7.

13-Code de la santé publique. Paris Dalloz 2004

14-Code Pénal. Paris Dalloz 2005.

15-http://www.web.ordre.medecin.fr/deonto/decret/codedeont.pdf

16- http://www.sante.gouv.fr/htm/dossiers/losp/70sante_ado.pdf#xml=http://r echerche.sante.gouv.fr/search97cgi/s97_cgi?action=View&VdkVgwKey= http%3A%2F%2Fwww%2Esante%2Egouv%2Efr%2Fhtm%2Fdossiers% 2Flosp%2F70sante%5Fado%2Epdf&doctype=xml&Collection=sante&Qu eryZip=sant%E9+des+adolescent&

17- Choquet M., Ledoux S.Adolescents : enquête nationale. Analyses et prospectives.paris : INSERM, 1994, 346p.

18- Malik R., Oandasan I., Yang M.Health promotion, the family physician and youth. Improving the connection.family practice 2002; 19 : 523-528.

19- Churchill R., Allen J., Denman S., Williams D., Fielding K., Von Fragstein M. Do the attitudes and beliefs of young teenagers towards general practice influence actual consultation behaviour? Br J Gen Pract. 2000 Dec; 50(461) : 953-7.

20- Narring F.,Michaud P.A. Les adolescents et les soins ambulatoires : résultats d'une enquête nationale auprès des jeunes de 15-20 ans en Suisse. Arch Pédiatr 2000 Janv ; 7(1) : 25-33.

21- Klein JD., McNulty M., Flatau C. Adolescents' Access to care. Teenagers' Self-reported Use of Services and Perceived Access to Confidential Care. Arch Pediatr Adolesc Med. 1998 Jul;152(7):676-82.

22- Jacobson LD., Mellanby AR., Donovan C., Tripp JH., and Members of the Adolescent Working Group, RCGP. Teenagers' view on general practice consultations and other medical advice. Fam Pract. 2000 Apr ; 17(2) : 156-8.

23- Freed LH., Ellen JM., Irwin CE. Jr., Millstein SG. Determinants of adolescents' satisfaction with health care providers and intentions to keep follow-up appointements. J Adolesc Health. 1998 Jun; 22(6) : 475-9.

24- Oandasan I., Malik R.What do adolescent girls experience when they visit family practitioners?Can Fam Physician. 1998 Nov;44:2413-20

25- Herbert CP.Young people's health. What do teenagers want from their family doctors?Can Fam Physician. 1998 Nov; 44 : 2349-51, 2361-3

26- Jacobson L., Richardson G., Parry-Langdon N., Donovan C.
How do teenagers and primary healthcare providers view each other? An overview of key themes. Br J Gen Pract. 2001 Oct; 51(471) : 811-6.

27- Jones R., Finlay F., Simpson N., Kreitman T. How can adolescents' health needs and concerns best be met? Br J Gen Pract. 1997; 47(423) : 631-4.

28- McPherson A., Macfarlane A., Allen J. What do young people want from their GP? Br J Gen Pract. 1996 Oct, 46(411) : 627.

29- Rowe L. Making general practice work for young people. Aust Fam Physician. 1997 Dec; 26(12) : 1403-5.

30- McKinstry B. Should general practitioners call patients by their first names?BMJ. 1990 Oct 6;301(675) : 795-6.

31- Ford CA., Millstein SG. Delivery of confidentiality assurances to adolescents by primary care physicians. Arch Pediatr Adolesc Med. 1997 May;151(5) : 505-9.

32- Steiner BD., Gest KL. Do adolescents want to hear preventive counseling messages in outpatient settings? J Fam Pract 1996 ; 43(4) : 375-81.

33- Jung HP., Wensing M., Grol R. What makes a good general practitioner: do patients and doctors have different views? Br J Gen Pract. 1997 Dec; 47(425) : 805-9.

34- Umefjord G.,Petersson G.,Hamberg K. Reasons for consulting a doctor on the Internet: web survey of users of an ask the Doctor Service. J Med Internet Res. 2003 Oct 22; 5(4) : e26.

35- Milne AC.,Chesson R. Health services can be cool: partnership with adolescents in primary cares. FamPract 2000 Aug; 17(4) : 305-8.

36- Oppong-Odiseng A.C., Heycock E.G. Adolescents health services - through their eyes. Arch Dis Child. 1997 Aug; 77(2) : 115-9.

37- Cheng TL., Savageau JA., Sattler AL., DeWitt TG.Confidentiality in health care. A survey of knowledge, perceptions, and attitudes among high school students.JAMA. 1993 Mar 17; 269(11) : 1404-7.

38- Dafflon M., Michaud PA. Un questionnaire clinique pour faciliter la consultation avec l'adolescent. Schweiz Rundsch Med Prax. 2000 Jan 6 ; 89(1-2) : 24-31.

39- Vignes M., Marcelli D., Barthe P. Quelle médecine pour les adolescents ? Conférences « adolescences ».Fondation de France .Toulouse 2002.

40- Kramer T., Iliffe S., Murray E., Waterman S. Which adolescents attend the GP? Br J Gen Pract. 1997 May;47(418):327

41- Alvin P., Bellaton E. Adolescent :comment amorcer le dialogue ? Rev Prat Med Gen 2003 Oct ; 17(625) : 1174-7.

42- Gay B., Le Goaziou MF., Budowski M. et al. Médecine Générale connaissances et pratique. Paris Masson : 46-50.

43- Alvin P., Eicher C. Anodins, ces adolescents qui consultent et ne savent pas pourquoi ? Med enfance 1991 ;11(1) : 5-38.

44- Paulus D., Pestiaux D., Doumenc M. Teenagers and their family practitioner: matching between their reasons for encounter. Fam Pract. 2004 Apr; 21(2) : 143-5.

45- Malus M., LaChance PA., Lamy L., Macaulay A., Vanasse M. Priorities in adolescent health care: the teenager's viewpoint. J Fam Pract. 1987 Aug; 25(2) : 159-62.

46- Boekeloo BO., Schamus LA., Cheng TL., Simmens SJ. Young adolescents' comfort with discussion about sexual problems with their physician. Arch Pediatr Adolesc Med. 1997 Feb; 151(2) : 128.

47- Buetow SA. What do general practitioners and their patients want from general practice and are they receiving it? A framework. Soc.Sci.Med. 1995 Jan; 40(2) : 213-21.

48- Jacobson LD., Wilkinson C., Owen PA. Is the potential of teenage consultations being missed?: a study of consultation times in primary care. Fam Pract. 1994 Sep;11(3):296-9.

49- Sanci L, Young D. Engaging the adolescent patient. Aust Fam Physician. 1995 Nov;24(11):2027-31.

50- http://www.irdes.fr/Publications/Bulletins/QuestEco/pdf/qesnum49.pdf.

51- Moula H., Mercier-Nicoux F.,Velin J. Un questionnaire, amorce de dialogue peut-il optimiser la consultation d'un adolescent en médecine générale ? Rev Prat Med Gen. 2001 Avr ; 15(533) : 741-6.

52- Schmidt DD. When is it helpful to convene the family? J Fam Pract. 1983 May;16(5):967-73.

53- Brown JB., Brett P., Stewart M., Marshall JN. Roles and influence of people who accompany patients on visits to the doctor. Can Fam Physician. 1998 Aug; 44 : 1644-50.

54- Shore WB. The family physician's role in keeping parents involved in their adolescents' lives. Am Fam Physician. 1994 Feb 1; 49(2) : 327-8.

55- Ford CA., English A. Limiting confidentiality of adolescent health services: what are the risks? JAMA. 2002 Aug 14; 288(6) : 752-3.

56- Jones RK, Pyrcell A., Singh S., Finer LB. Adolescents' reports of parental knowledge of adolescents' use of sexual health services and their reaction mandated parental notification for prescription contraception. JAMA. 2005 Jan 19; 293(3) : 340-8.

57- Thrall J.S., McCloskey L., Ettner S.L., Rothman E., Tighe JE., Emans SJ. Confidentiality and adolescents use of providers for health information and for pelvic examinations. Arch Pediatr Adolesc Med. 2000; 154(9) : 885-92.

58- Ford CA., Millstein SG., Halpern-Felsher B., Irwin CE Jr. Influence of physician confidentiality assurances on adolescents' willingness to disclose information and seek future health care. A randomized controlled trial. JAMA. 1997 Sep 24;278(12):1029-34.

59- Flemming GV., O'Connor KG.,Sanders JM. Paediatricians' view of access to health services for adolescents. J Adolesc Health. 1994; 15(6):473-8.

60- Reddy DM., Fleming R., Swain C. Effect of mandatory parental notification on adolescent girls' use of sexual health care services. JAMA. 2002, 14;288(6):710-4.

61- Akinbami LJ., Gandhi H., Cheng TL. Availability of adolescent health services and confidentiality in primary care practices. Pediatrics. 2003 Feb; 111(2) : 394-401.

62- Bartholomew TP., Paxton SJ. General practitioners' perspectives regarding competence and confidentiality in an adolescent with suspected anorexia nervosa: legal and ethical considerations. J Law Med. 2003 Feb; 10(3) : 308-24.

63- Adams KE. Mandatory parental notification: the importance of confidential health care for adolescents. J Am Med Womens Assoc. 2004

Spring;59(2):87-90.

64- Sanci LA., Coffey CMM., Veit FCM., Carr-Gregg M., Patton GC., Day N., Bowes G. Evaluation of the effectiveness of an educational intervention for general practitioners in adolescent health care: randomised controlled trial. BMJ. 2000 January 22; 320(7229): 224-30.

65- Proimos J. Confidentiality issues in the adolescent population. Curr Opin Pediatr. 1997 Aug; 9(4) : 325-8.

66- Bravender T., Price N., English A. Primary care providers' willingness to see unaccompanied adolescents. J Adolesc Health. 2004 Jan; 34(1) : 30-6.

67- Rainey DY., Brandon DP., Krowchuk DP. Confidential billing accounts for adolescents in private practice. J Adolesc Health. 2000 Jun; 26(6) : 389-91.

68- Purcell JS., Hergenroeder AC., Kozinet C. et al. Interviewing techniques with adolescents in primary care. J adolesc Health 1997; 20(4) : 300-5.

69- Adolescent Medicine Committee, Canadian Paediatric Society Confidentiality for adolescents in the patient/physician relationship Paediatr Child Health 1997;2(1):19-20.

70- Davies L. Access by the unaccompanied under-16-year-old adolescent to general practice without parental consent. J Fam Plann Reprod Health Care. 2003 Oct; 29(4): 205-7.

71- Street RL. Communicative styles and adaptations in physician-parent consultations. Soc Sci Med. 1992 May; 34(10) : 1155-63.

72- Schauder C. « Qu'est-ce que vous me voulez? » A propos du premier entretien avec l'adolescent. Le journal des psychologues. 2004 Oct; 221 : 46-50.

73- Veit FC., Sanci LA., Coffey CM., Young DY., Bowes G. Barriers to effective primary health care for adolescents. Med J Aust. 1996 Aug 5; 165(3) : 131-3.

74- Fermanian J. Measurement of agreement between two judges. Qualitative cases. Rev. Epidemiol Sante Publique. 1984; 32(2) : 140-7

Bibliographie par ordre alphabétique

Articles

A

Adams KE.
Mandatory parental notification: the importance of confidential health care for adolescents.
J Am Med Womens Assoc. 2004 Spring; 59(2) : 87-90.

Adolescent Medicine Committee, Canadian Paediatric Society.
Confidentiality for adolescents in the patient/physician relationship.
Paediatr Child Health 1997; 2(1) : 19-20

Akinbami LJ. Gandhi H., Cheng TL.
Availability of adolescent health Services and confidentiality in primary care practices.
Pediatrics. 2003 Feb; 111(2) : 394-401.

Alvin P., Bellaton E.
Adolescent :comment amorcer le dialogue ?
Rev Prat Med Gen. 2003 Oct ; 17(625) : 1174-7.

Alvin P., Eicher C.
Anodins, ces adolescents qui consultent et ne savent pas pourquoi ?
Med enfance 1991 ;11(1) : 5-38.

B

Bartholomew TP., Paxton SJ.
General practitioners' perspectives regarding competence and confidentiality in an adolescent with suspected anorexia nervosa: legal and ethical considerations.
J Law Med. 2003 Feb; 10(3) : 308-24.

Boekeloo BO, Schamus LA, Cheng TL, Simmens SJ
Young adolescents' comfort with discussion about sexual problems with

their physician.
Arch Pediatr Adolesc Med. 1997 Feb; 151(2) : 128.

Bravender T., Price N., English A.
Primary care providers' willingness to see unaccompanied adolescents.
J Adolesc Health. 2004 Jan; 34(1) : 30-6.

Brown JB., Brett P., Stewart M. et al.
Roles and influence of people who accompany patients on visits to the doctor.
Can Fam Physician. 1998 Aug; 44 : 1644-50.

Buetow SA.
What do general practitioners and their patients want from general practice and are they receiving it? A framework.
Soc.Sci.Med. 1995 ; 40(2) : 213-21.

C

Chabrol A.
Le mineur un patient comme les autres ?
Bulletin de l'Ordre des Médecins 4. Avril 2005 : 8-12.

Cheng TL., Savageau JA., Sattler AL., DeWitt TG.
Confidentiality in health care. A survey of knowledge, perceptions, and attitudes among high school students.
JAMA. 1993 Mar 17; 269(11) : 1404-7.

Churchill R., Allen J., Denman S., Williams D., Fielding K., Von Fragstein M.
Do the attitudes and beliefs of young teenagers towards general practice influence actual consultation behaviour?
Br J Gen Pract. 2000 Dec; 50(461) : 953-7.

D

Davies L.
Access by the unaccompanied under-16-year-old adolescent to general practice without parental consent.
J Fam Plann Reprod Health Care. 2003 Oct; 29(4) : 205-7.

Dafflon M., Michaud PA.
Un questionnaire clinique pour faciliter la consultation avec l'adolescent.
Schweiz Rundsch Med Prax. 2000 Jan 6 ; 89(1-2) : 24-31.

F
Fermanian J.
Measurement of at between two judges. Qualitative cases.
Rev. Epidemiol Sante Publique. 1984 ; 32(2) 140-7.

Flemming GV., O'Connor KG.,Sanders JM.
Paediatricians' view of access to health services for adolescents.
J Adolesc Health. 1994 Sep; 15(6) : 473-8.

Ford CA., English A.
Limiting confidentiality of adolescent health services: what are the risks?
JAMA. 2002 Aug 14; 288(6) :7 52-3

Ford CA., Millstein SG.
Delivery of confidentiality assurances to adolescents by primary care physicians.
Arch Pediatr Adolesc Med. 1997 May; 151(5) : 505-9

Ford CA., Millstein SG., Halpern-Felsher BL., Irwin CE Jr.
Influence of physician confidentiality assurances on adolescents' willingness to disclose information and seek future health care. A randomized controlled trial.
JAMA. 1997 Sep 24; 278(12) : 1029-34

Freed LH., Ellen JM., Irwin CE. Jr, Millstein SG.
Determinants of adolescents' satisfaction with health care providers and intentions to keep follow-up appointements.
J Adolesc Health. 1998 Jun; 22(6) : 475-9.

H
Herbert CP.
Young people's health. What do teenagers want from their family doctors?
Can Fam Physician. 1998 Nov; 44 : 2349-51, 2361-3.

J

Jacobson L., Richardson G., Parry-Langdon N., Donovan C.
How do teenagers and primary healthcare providers view each other? An overview of key themes.
Br J Gen Pract. 2001 Oct; 51(471) : 811-6.

Jacobson LD., Mellanby AR., Donovan C.,Tripp JH., and Members of the Adolescent Working Group, RCGP.
Teenagers' view on general practice consultations and other medical advice.
Fam Pract. 2000 Apr; 17(7) : 156-8.

Jacobson LD., Wilkinson C., Owen PA.
Is the potential of teenage consultations being missed?: a study of consultation times in primary care.
Fam Pract. 1994 Sep;11(3):296-9.

Jones R., Finlay F., Simpson N., Kreitman T.
How can adolescents' health needs and concerns best be met?
Br J Gen Pract. 1997 Oct; 47(423) : 631-4.

Jones RK, Pyrcell A., Singh S., Finer LB.
Adolescents' reports of parental knowledge of adolescents' use of sexual health services and their reaction mandated parental notification for prescription contraception.
JAMA. 2005 Jan 19; 293(3) : 340-8.

Jung HP., Wensing M., Grol R.
What makes a good general practitioner: do patients and doctors have different views?
Br J Gen Pract. 1997 Dec; 47(425) : 805-9.

K

Klein JD., McNulty M., Flatau C.
Adolescents' Access to care. Teenagers' Self-reported Use of Services and Perceived Access to Confidential Care.
Arch Pediatr Adolesc Med. 1998 Jul; 152(7) : 676-82.

Kramer T., Iliffe S., Murray E., Waterman S.
Which adolescents attend the GP?
Br J Gen Pract. 1997 May; 47(418) : 327.

M

Malik R., Oandasan I., Yang M.
Health promotion, the family physician and youth. Improving the connection.
Fam Pract. 2002 Oct; 19 : 523-8.

Malus M., LaChance PA., Lamy L., Macaulay A., Vanasse M.
Priorities in adolescent health care: the teenager's viewpoint.
J Fam Pract. 1987 Aug; 25(2) : 159-62.

McPherson A.,Macfarlane A., Allen J.
What do young people want from their GP?
Br J Gen Pract. 1996 Oct, 46(411) : 627.

McKinstry B.
Should general practitioners call patients by their first names?
BMJ. 1990 Oct 6; 301(675) : 795-6.

Milne AC.,Chesson R.
Health services can be cool: partnership with adolescents in primary cares.
Fam Pract. 2000 Aug; 17(4) : 305-8.

Moula H., Mercier-Nicoux F.,Velin J.
Un questionnaire, amorce de dialogue peut-il optimiser la consultation d'un adolescent en médecine générale ?
Rev Prat Med Gen 2001 Avr ; 15(533) : 741-6.

N

Narring F., Michaud PA.
Les adolescents et les soins ambulatoires : résultats d'une enquête nationale auprès des jeunes de 15-20 ans en Suisse.
Arch Pédiatr. 2000 Jan ; 7(1) : 25-33.

Nathanson M.
Les droits des mineurs malades : qu'apporte la loi de mars 2002 ?
Rev Prat Med Gen. 2004 Fev; 18(642) : 244-7.

O
Oandasan I., Malik R.
What do adolescent girls experience when they visit family practitioners?
Can Fam Physician. 1998 Nov; 44 : 2413-20.

Oppong-Odiseng AC., Heycock .G.
Adolescents health services - through their eyes.
Arch Dis Child. 1997 Aug; 77(2) : 115-9.

P
Paulus D., Pestiaux D., Doumenc M.
Teenagers and their family practitioner: matching between their reasons for encounter.
Fam Pract. 2004 Apr; 21(2) : 143-5.

Proimos J.
Confidentiality issues in the adolescent population.
Curr Opin Pediatr. 1997 Aug; 9(4) : 325-8.

Purcell JS., Hergenroeder AC., Kozinet C. et al.
Interviewing techniques with adolescents in primary care.
J adolesc Health. 1997 Apr ; 20(4) : 300-5.

R
Rainey DY., Brandon DP., Krowchuk DP.
Confidential billing accounts for adolescents in private practice.
J Adolesc Health. 2000 Jun; 26(6) : 389-91.

Reddy DM., Fleming R., Swain C.
Effect of mandatory parental notification on adolescent girls' use of sexual health care services.
JAMA. 2002 Aug 14; 288(6) : 710-4.

Rowe L.
Making general practice work for young people.
Aust Fam Physician. 1997 Dec; 26(12): 1403-5.

S

Sanci LA., Coffey CMM., Veit FCM., Carr-Gregg M., Patton GC., Day N., Bowes G.
Evaluation of the effectiveness of an educational intervention for general practitioners in adolescent health care: randomised controlled trial.
BMJ. 2000 January 22; 320(7229) : 224-30.

Sanci L, Young D.
Engaging the adolescent patient.
Aust Fam Physician. 1995 Nov; 24(11) : 2027-31.

Schauder C.
« Qu'est-ce que vous me voulez? » A propos du premier entretien avec l'adolescent.
Le journal des psychologues. 2004 Oct; 221 : 46-50.

Schmidt DD.
When is it helpful to convene the family?
J Fam Pract. 1983 May; 16(5) : 967-73.

Shore WB.
The family physician's role in keeping parents involved in their adolescents' lives.
Am Fam Physician. 1994 Feb 1; 49(2) : 327-8.

Steiner BD., Gest KL.
Do adolescents want to hear preventive counseling messages in outpatient settings? J Fam Pract 1996 Oct; 43(4) : 375-81.

Street RL.
Communicative styles and adaptations in physician-parent consultations.
Soc Sci Med. 1992 May; 34(10) : 1155-63.

T

Thrall JS., McCloskey L., Ettner SL., Rothman E., Tighe JE., Emans SJ.
Confidentiality and adolescents use of providers for health information and for pelvic examinations.
Arch Pediatr Adolesc Med. 2000 Sep; 154(9) : 885-92.

U

Umefjord G.,Petersson G.,Hamberg K.
Reasons for consulting a doctor on the Internet: web survey of users of an ask the Doctor Service.
J Med Internet Res. 2003 Oct 22; 5(4) : e26.

V
Veit FC., Sanci LA., Coffey CM., Young DY., Bowes G.
Barriers to effective primary health care for adolescents.
Med J Aust. 1996 Aug 5; 165(3) : 131-3.

Vignes M., Marcelli D., Barthe P.
Quelle médecine pour les adolescents ?
Conférences « adolescences ». Fondation de France. Toulouse 2002.

W
WHO report of WHO study group on young people and « Health for all by the year 2000 ».
Young's people health – a challenge for society.
Technical report series 731 ; Genève, World Health Organization, 1986.

Ouvrages

Alvin P, Marcelli D.
Médecine de l'adolescent.
Paris :Masson 2000.

Bologni M., Plancherel B., Nunez R. et Bettschart W.
Préadolescence. Théorie, recherche et clinique.
Expansion Scientifique Française, Paris, 1994.

Choquet M, Ledoux S
Adolescents : enquête nationale. Analyses et prospectives.
Paris : INSERM, 1994, 346p.

Code Civil.
Paris Dalloz 2005.

Code Pénal.
Paris Dalloz 2005.

Code de la Santé Publique.
Paris Dalloz 2004.

Duval-Arnould D., Duval-Arnould M.
Droit de la santé de l'enfant.
Paris :Masson 2002.

Gay B., Le Goaziou MF., Budowski M. et al.
Médecine Générale connaissances et pratique.
Paris Masson : 46-50.

Pouchain D., Attali C., De Bultler J. et al.
Médecine Générale concepts et pratiques.
Paris : Masson 1196 : 205-9.

Sites Internet

http://www.insee.fr/fr/ffc/chifcle_fiche.asp?ref_id=NATSOS02129&tab_id=15&souspop=1

http://www.irdes.fr/Publications/Bulletins/QuestEco/pdf/qesnum49.pdf

http://www.recensement.insee.fr/FR/ST_ANA/D31/ALLALLPOP1APOP1A1D31FR.html

http://www.sante.gouv.fr/htm/dossiers/losp/70sante_ado.pdf#xml=http://recherche.sante.gouv.fr/search97cgi/s97_cgi?action=View&VdkVgwKey=http%3A%2F%2Fwww%2Esante%2Egouv%2Efr%2Fhtm%2Fdossiers%2Flosp%2F70sante%5Fado%2Epdf&doctype=xml&Collection=sante&QueryZip=sant%E9+des+adolescent&

http://www.web.ordre.medecin.fr/demographie/mg.pdf

http://www.web.ordre.medecin.fr/deonto/decret/codedeont.pdf

http://www.who.int/child-adolescent-health/OVERVIEW/AHD/adh_over.htm

Annexes

Questionnaires

Cher Confrère,

Dans le cadre d'une thèse de Médecine Générale, avec le soutien du Département Universitaire de Médecine Générale et de l'U.R.M.L., nous réalisons une enquête auprès de <u>800 médecins généralistes de Haute-Garonne</u> et de leurs patients dont l'âge est compris **entre 15 et 19 ans.**

Nous souhaitons <u>évaluer l'impact de la présence ou de l'absence d'accompagnant au cours de la consultation d'un « grand adolescent » au cabinet du médecin généraliste</u>.

Voici un questionnaire-médecin et un questionnaire-patient, à remplir de façon simultanée, à l'issue de votre prochaine consultation avec un adolescent (âgé de 15 à 19 ans). Il vous faudra 5 minutes seulement.

Vous êtes libre d'y répondre ou non. Ces questionnaires sont **anonymes.** Merci de nous les renvoyer, même incomplètement remplis, avant le **20 mai 2005.**

Ci-joints : - 1 questionnaire-médecin.
- 1 questionnaire-patient.
- une enveloppe affranchie pour **nous retourner les deux questionnaires.**

En vous remerciant par avance d'accepter de répondre, veuillez agréer, cher Confrère, nos sincères salutations.

    Hélène VILLARS, Marlène LIGER-SALVY   Dr Pierre BOYER

- Merci de **veiller à la confidentialité des réponses du patient**.
- Si les résultats de cette enquête vous intéressent ou si vous avez besoin de renseignements à propos des questionnaires, vous pourrez nous les demander à l'adresse suivante : ....@..................

Questionnaire à l'attention du médecin :

1. Votre sexe :   Masculin   Féminin   Votre âge : ......
2. Vous exercez: milieu urbain   milieu rural   milieu semi-rural

3. Etes-vous le médecin de famille du patient que vous venez de voir en consultation ?   oui   non

4. Selon vous, cette consultation était-elle à l'initiative :

de l'adolescent(e)   de l'un de ses parents   autre (précisez) :......

<u>**SI L'ADOLESCENT(E) ETAIT ACCOMPAGNE(E)**</u> *(Ne répondez pas aux questions 9 et 10)*

5. La **présence et /ou les interventions** d'un accompagnant vous ont-elles aidé ou gêné pour ?

	Beaucoup aidé	Plutôt aidé	Plutôt gêné	Beaucoup gêné
Interroger le patient				
Répondre aux questions du patient				
Faire l'examen clinique				
Expliquer la conduite à tenir				
Aborder tous les thèmes souhaités				

6. Qui a énoncé le motif principal de consultation?
    patient   accompagnant   ne sait pas

7. A qui avez-vous le sentiment de vous être adressé principalement au cours de la consultation ?   plutôt à l'adolescent   plutôt à l'accompagnant

8. Avez-vous fait sortir l'accompagnant au cours de la consultation ?   oui   non

<u>**SI L'ADOLESCENT(E) ETAIT SEUL(E)**</u> *(Ne répondez pas aux questions 5 à 8)*

9. L'**absence d'un accompagnant** vous a-t-elle aidé ou gêné pour ?

	Beaucoup aidé	Plutôt aidé	Plutôt gêné	Beaucoup gêné
Interroger le patient				
Répondre aux questions du patient				
Faire l'examen clinique				
Expliquer la conduite à tenir				
Aborder tous les thèmes souhaités				

10. Auriez-vous souhaité rencontrer ses parents ?   oui   non

11. Selon vous, le motif exprimé était-il le motif réel de consultation?
oui   non   ne sait pas

12. Concernant ce patient, avez-vous appris lors de la consultation d'aujourd'hui de nouveaux éléments pouvant améliorer votre prise en charge future ?   oui   non

13. La prescription et/ou le conseil a-t il été en rapport avec (plusieurs réponses possibles) :
le motif initialement exprimé
un autre thème abordé en consultation
un thème que l'adolescent(e) n'a, selon vous, pas pu aborder

14. Lors ce cette consultation, avez-vous eu le sentiment que l'adolescent(e) était « à l'écoute » de vos propos?
oui, tout à fait   plutôt non
plutôt oui   non, pas du tout

15. Avez-vous le sentiment que cette consultation a répondu aux attentes du patient ?
oui, tout à fait   plutôt non
plutôt oui   non, pas du tout

16. Lors d'une prochaine consultation, souhaiteriez-vous qu'il/elle soit:
seul(e)
accompagné(e) par l'un de ses parents
accompagné(e) par un tiers autre que les parents
peu importe

17. Quel était le motif de la consultation d'aujourd'hui ?
....
....

18. Quel est le pourcentage (réel ou l'estimation) d'adolescents dans votre « patientèle »? ....

19. Etes-vous ou avez-vous été parent d'adolescent(e) ?   oui   non

Rencontrez-vous des difficultés spécifiques lors de consultations avec des adolescents ?
....
....

COMMENTAIRES..
....

Questionnaire à l'attention du patient :

1. Votre sexe :   Garçon   Fille   Votre âge :

2. Etes-vous déjà venu(e) consulter le médecin qui vous a remis ce questionnaire ?
   oui   non   je ne m'en souviens pas

3. Avant la consultation d'aujourd'hui, étiez-vous déjà venu(e) **seul(e)** chez ce médecin ?
   oui   non   je ne m'en souviens pas

4. Lors de la consultation d'**aujourd'hui**, vous étiez :   seul(e)   accompagné(e)

5. Cette consultation était-elle sur rendez-vous ?   oui   non
6. Qui a souhaité que vous veniez chez le médecin aujourd'hui?

   vous même   votre père, votre mère   autre (précisez) :..........

7. Pour la consultation d'aujourd'hui, vous souhaitiez venir :
   seul(e)   accompagné(e)   je ne sais pas

SI VOUS ETIEZ ACCOMPAGNE(E) (Ne répondez pas aux questions 12 et 13)

8. Etait-ce par :
   votre père, votre mère   un copain, une copine
   un frère, une sœur   votre petit ami, votre petite amie
   un oncle, une tante, un de vos grands-parents   autre (précisez) :..........
   un autre membre de la famille

9. La présence et/ou les interventions de la personne qui vous accompagnait vous ont-elles aidé ou gêné ?

	Beaucoup aidé	Plutôt aidé	Plutôt gêné	Beaucoup gêné
Pour poser des questions au médecin				
Pour répondre aux questions du médecin				
Pour être examnié(e)				
Pour comprendre ce qu'il a dit				
Pour parler de vos problèmes				

10. Qui a expliqué votre problème au médecin ?   plutôt vous   plutôt la personne qui vous accompagnait

11. Selon vous, à qui le médecin s'est-il adressé au cours de la consultation ?
   plutôt à vous   plutôt à la personne qui vous accompagnait

SI VOUS ETIEZ SEUL(E) (Ne répondez pas aux questions 8, 9, 10 et 11)

12. Si vous êtes seul(e) aujourd'hui, est-ce parce que: (une seule réponse possible)
   vous l'avez souhaité
   vous l'avez souhaité, pour pouvoir parler plus librement au médecin
   personne n'a pu vous accompagner
   quelqu'un vous a encouragé à venir seul(e)
   vous étiez dans l'impossibilité de faire autrement.

13. Le fait que personne ne vous accompagne à la consultation d'aujourd'hui vous a t-il aidé ou gêné ?

	Beaucoup aidé	Plutôt aidé	Plutôt gêné	Beaucoup gêné
Pour poser des questions au médecin				
Pour répondre aux questions du médecin				
Pour être examnié(e)				
Pour comprendre ce qu'il a dit				
Pour parler de vos problèmes				

14. Pensez-vous avoir bien exprimé au médecin **le problème principal** pour lequel vous êtes venu(e) en consultation aujourd'hui ?   oui   non

15. Avez-vous abordé **tous les problèmes** dont vous souhaitiez parler avec le médecin ?   oui   non

16. Pensez-vous que le docteur a bien écouté ce que vous lui avez dit?
   oui, tout à fait   plutôt oui   plutôt non   non, pas du tout

17. Cette consultation a-t-elle répondu à vos attentes, vos questions, vos problèmes ?   oui   plutôt oui   plutôt non   non

18. Lors d'une prochaine consultation, souhaitez-vous venir seul(e) ?
   oui   non

19. Préférez-vous :
   aller chez le même médecin que vos parents, parce qu'il vous connaît depuis votre enfance
   aller chez le même médecin que vos parents, parce qu'avec lui vous êtes à l'aise pour parler
   aller chez le même médecin que vos parents, parce que vous ne connaissez pas d'autre docteur
   aller chez un médecin qui n'est pas le médecin habituel de vos parents

20. Quel était le motif de la consultation d'aujourd'hui ?..

Commentaires des médecins

« Quelquefois mutisme ou difficultés psychologiques mal exprimées et réserves pudiques de l'adolescent »

« Difficultés de communication devant le fait que le sens donné aux mots par l'ado et le médecin n'est pas le même. »

« Difficultés à verbaliser certains problèmes voire négation de certains problèmes »

« Difficultés lors de conduites addictives ou de troubles du comportement »

« Difficultés de communication inhérentes à la période de l'adolescence. »

« Pas de difficultés. J'essaye d'être encore plus à leur écoute »

« Communication difficile, mise en confiance indispensable avant toute intervention »

« Timidité et effacement par rapport aux parents qui parlent à leur place »

« Difficultés de positionnement entre parents et adolescent dans le cadre de la fonction de médecin de famille. L'adolescent est le patient mais il considère que les parents demeurent les clients »

« Difficultés de verbalisation de la part de l'adolescent, difficultés parfois pour avoir un suivi thérapeutique. En général viennent traînés par un parent qui veut conclure sur un problème. »

« Il est certain que certaines consultations d'ado devraient être plus longue car il faut du temps pour les amener à se confier »

« Difficultés lorsque parents trop présents et envahissants »

« Pudeur, insouciance »

« Problèmes pour énoncer la plainte réelle, pudeur physique et affective. Nécessité de solliciter la demande sans agresser. »

« Quelquefois, lorsqu'on n'arrive pas à joindre les parents. »

« Dans 1/3 des consultations : motif qui n'est pas évoqué par l'adolescent lui-même. Consultation à l'initiative des parents, sentiment de ne pas être crédible devant l'adolescent qui lui ne paraît pas préoccupé »

« Mes collègues commencent à parler du risque de suspicion possible de rapport de séduction médecin-adolescent quand celui-ci est seul. »

« Selon l'adolescent je peux lui conseiller de venir seul(e) en confirmant la notion de secret médical »

« Parfois les ados sont un peu méfiants, ont peur qu'on soit du côté de leurs parents »

« Difficultés de communication, difficultés à aborder les thèmes cachés de la consultation, difficultés lorsqu'il existe un conflit avec les parents présents »

« Difficultés à s'ouvrir et à entamer la conversation sur le motif réel de la consultation. »

« Je préfère les prendre seuls en consultations car je peux aborder plus de problèmes. Dans ce cas la mère a une psychose équilibrée, j'aurais aimé parler du vécu de l'ado face à ce problème familial. »

Difficultés : « Délier la parole. Réintégrer la parole de l'adolescent dans une réalité familiale, scolaire professionnelle. Examiner physiquement un mineur (très difficile lorsqu'il exprime des angoisses). Savoir comment il me perçoit et quelle est sa demande réelle. Décoder, accepter un discours parfois difficile à accepter ou à entendre en tant qu'adulte. Préférence pour une première consultation accompagné pour cadrer avec l'entourage, la demande et la prise en charge à venir. »

« Difficile si une adolescente consulte seule la première fois »

« Les consultations avec les ados sont plutôt rares et sont souvent perturbées par la présence des parents. Certains thèmes sont peu ou pas abordés par les ados ou les médecins à cause de la présence parentale. »

« Difficultés avec les jeunes toxicomanes. Il semble qu'ils n'écoutent pas et je me sens démunie. »

| Textes juridiques |

CODE CIVIL
Article 371-1

(Loi n° 70-459 du 4 juin 1970 art. 1 Journal Officiel du 5 juin 1970 en vigueur le 1er janvier 1971)

(Loi n° 2002-305 du 4 mars 2002 art. 2 Journal Officiel du 5 mars 2002)

L'autorité parentale est un ensemble de droits et de devoirs ayant pour finalité l'intérêt de l'enfant.

Elle appartient aux père et mère jusqu'à la majorité ou l'émancipation de l'enfant pour le protéger dans sa sécurité, sa santé et sa moralité, pour assurer son éducation et permettre son développement, dans le respect dû à sa personne.

Les parents associent l'enfant aux décisions qui le concernent, selon son âge et son degré de maturité.

CODE DE LA SANTE PUBLIQUE (Nouvelle partie Législative)
Article L1111-5

(Loi n° 2002-303 du 4 mars 2002 art. 9 Journal Officiel du 5 mars 2002)

(Loi n° 2002-303 du 4 mars 2002 art. 11 Journal Officiel du 5 mars 2002)

(Loi n° 2005-370 du 22 avril 2005 art. 10 II Journal Officiel du 23 avril 2005)

Par dérogation à l'article 371-2 du code civil, le médecin peut se dispenser d'obtenir le consentement du ou des titulaires de l'autorité parentale sur les décisions médicales à prendre lorsque le traitement ou l'intervention s'impose pour sauvegarder la santé d'une personne mineure, dans le cas où cette dernière s'oppose expressément à la consultation du ou des titulaires de l'autorité parentale afin de garder le secret sur son état de santé. Toutefois, le médecin doit dans un premier temps s'efforcer d'obtenir le consentement du mineur à cette consultation. Dans le cas où le mineur maintient son opposition, le médecin peut mettre en oeuvre le traitement ou l'intervention. Dans ce cas, le mineur se fait accompagner d'une personne majeure de son choix.

Lorsqu'une personne mineure, dont les liens de famille sont rompus, bénéficie à titre personnel du remboursement des prestations en nature de l'assurance maladie et maternité et de la couverture complémentaire mise en place par la loi n° 99-641 du 27 juillet 1999 portant création d'une couverture maladie universelle, son seul consentement est requis.

CODE DE LA SANTE PUBLIQUE (Nouvelle partie Législative)
Article L1111-2

(Loi n° 2002-303 du 4 mars 2002 art. 9 Journal Officiel du 5 mars 2002)

(Loi n° 2002-303 du 4 mars 2002 art. 11 Journal Officiel du 5 mars 2002)

(Loi n° 2004-810 du 13 août 2004 art. 36 III Journal Officiel du 17 août 2004)

(Loi n° 2005-370 du 22 avril 2005 art. 10 II Journal Officiel du 23 avril 2005)

Toute personne a le droit d'être informée sur son état de santé. Cette information porte sur les différentes investigations, traitements ou actions de prévention qui sont proposés, leur utilité, leur urgence éventuelle, leurs conséquences, les risques fréquents ou graves normalement prévisibles qu'ils comportent ainsi que sur les autres solutions possibles et sur les conséquences prévisibles en cas de refus. Lorsque, postérieurement à l'exécution des investigations, traitements ou actions de prévention, des risques nouveaux sont identifiés, la personne concernée doit en être informée, sauf en cas d'impossibilité de la retrouver.

Cette information incombe à tout professionnel de santé dans le cadre de ses compétences et dans le respect des règles professionnelles qui lui sont applicables. Seules l'urgence ou l'impossibilité d'informer peuvent l'en dispenser.

Cette information est délivrée au cours d'un entretien individuel.

La volonté d'une personne d'être tenue dans l'ignorance d'un diagnostic ou d'un pronostic doit être respectée, sauf lorsque des tiers sont exposés à un risque de transmission.

Les droits des mineurs ou des majeurs sous tutelle mentionnés au présent article sont exercés, selon les cas, par les titulaires de l'autorité parentale ou par le tuteur. Ceux-ci reçoivent l'information prévue par le présent article, sous réserve des dispositions de l'article L. 1111-5. Les intéressés ont le droit de recevoir eux-mêmes une information et de participer à la prise de décision les concernant, d'une manière adaptée soit à leur degré de maturité s'agissant des mineurs, soit à leurs facultés de discernement s'agissant des majeurs sous tutelle.

Des recommandations de bonnes pratiques sur la délivrance de l'information sont établies par la Haute Autorité de santé et homologuées par arrêté du ministre chargé de la santé.

En cas de litige, il appartient au professionnel ou à l'établissement de santé d'apporter la preuve que l'information a été délivrée à l'intéressé dans les conditions prévues au présent article. Cette preuve peut être apportée par tout moyen.

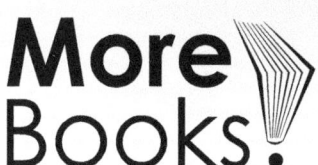

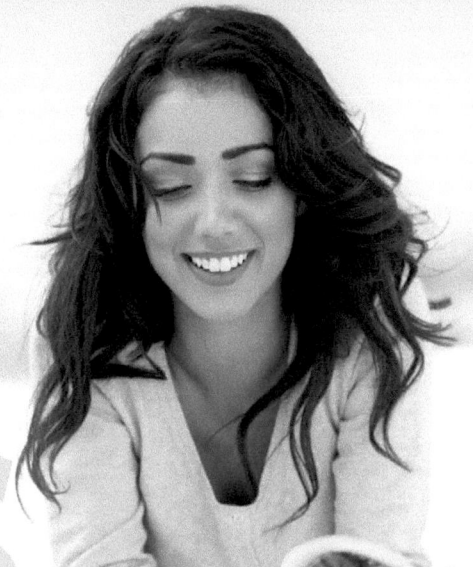

Oui, je veux morebooks!

i want morebooks!

Buy your books fast and straightforward online - at one of world's fastest growing online book stores! Environmentally sound due to Print-on-Demand technologies.

Buy your books online at
www.get-morebooks.com

Achetez vos livres en ligne, vite et bien, sur l'une des librairies en ligne les plus performantes au monde!
En protégeant nos ressources et notre environnement grâce à l'impression à la demande.

La librairie en ligne pour acheter plus vite
www.morebooks.fr

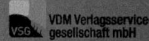

VDM Verlagsservicegesellschaft mbH
Heinrich-Böcking-Str. 6-8   Telefon: +49 681 3720 174   info@vdm-vsg.de
D - 66121 Saarbrücken   Telefax: +49 681 3720 1749 www.vdm-vsg.de

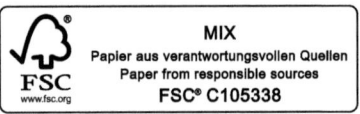

Printed by Books on Demand GmbH, Norderstedt / Germany